"十二五"职业教育国家规划教材立项

职业院校"双证书"课题实验教材

人力资源和社会保障部职业技能鉴定中心 指导编写

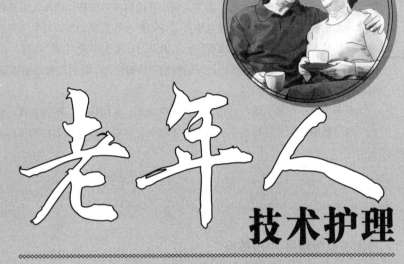

老年人技术护理

LAONIANREN JISHU HULI

郭 丽◎主 编

U0195553

海洋出版社

2017 年·北京

内 容 简 介

本书依据教育部 2014 年正式颁布的《老年人服务与管理专业教学标准》而编写,突出职业特色,强调实际动手能力培养。

主要内容: 书中详细介绍了老年人居室环境的消毒防护、老年人用药照料、老年人冷热疗法的应用护理、危重老年人的应急救护及老年人临终的护理等重要知识。每个任务由多个子任务组成,从学习目标、情景导入、问题讨论、方法指导、知识学习、操作步骤到知识拓展,作者将老年护理知识进行分解以降低教学难度,并将护理新进展穿插到相关内容之间。最后还通过实训演练帮助读者进行知识检验从而进行能力测评。

本书特色: 对象明确,结构清晰;操作规范,实用性强;图文并茂,通俗易懂。

适用范围: 职业院校老年人服务与管理专业师生、养老培训机构学员。

图书在版编目(CIP)数据

老年人技术护理/郭丽主编.—北京:海洋出版社,2015.4(2023.8 重印)
ISBN 978-7-5027-9116-2

Ⅰ.①老… Ⅱ.①郭… Ⅲ.①老年人—护理Ⅳ.①R473

中国版本图书馆 CIP 数据核字(2015)第 057613 号

责任编辑:张鹤凌　张曌嫘		发 行 部:(010)62100090	
责任校对:肖新民		总 编 室:(010)62100034	
责任印制:安 淼		网　　址:www.oceanpress.com.cn	
排　版:晓 阳		承　印:鸿博昊天科技有限公司	
出版发行　海洋出版社		版　次:2017 年 3 月第 1 版	
		2023 年 8 月第 4 次印刷	
地　　址:北京市海淀区大慧寺路 8 号		开　本:787mm×1092mm　1/16	
邮政编码:100081		印　张:13.75	
经　销:新华书店		字　数:240 千字	
技术支持:010-62100052		定　价:35.00 元	

本书如有印、装质量问题可与本社发行部联系调换

老年人服务与管理专业教材编审委员会

老年人服务与管理专业教材编写委员会

顾　问　赵红岗（北京社会职业学院）

　　　　时念新（菏泽家政职业学院）

主　任　屠其雷（北京社会职业学院）

副主任　袁慧玲（菏泽家政职业学院）

委　员（按姓氏音序排列）

　　　　郭　丽（菏泽家政职业学院）

　　　　胡英娣（河北女子职业技术学院）

　　　　李素珍（河北女子职业技术学院）

　　　　马晓风（菏泽家政职业学院）

　　　　孟令君（北京社会职业技术学院）

　　　　倪晶晶（宁波卫生职业技术学院）

　　　　单　奕（钟山职业技术学院）

　　　　王　丽（北京社会职业技术学院）

　　　　王　丽（宁波卫生职业技术学院）

　　　　袁慧玲（菏泽家政职业学院）

　　　　朱小棠（北京社会职业技术学院）

　　　　朱晓卓（宁波卫生职业技术学院）

出 版 说 明

  实行"双证书"制度,是党中央、国务院适应社会主义市场经济要求,推动职业教育、职业培训改革的重要举措。早在 1993 年,中共中央《关于建立社会主义市场经济体制若干问题的决定》就提出:"要制定各种职业的资格标准和录用标准,实行学历文凭和职业资格两种证书制度"。从那时起,"双证书"制度历经了制度确立、探索试点、积极推进三个发展阶段。2014 年,《国务院关于加快发展现代职业教育的决定》(国发〔2014〕19 号)指出:"服务经济社会发展和人的全面发展,推动专业设置与产业需求对接,课程内容与职业标准对接,教学过程与生产过程对接,毕业证书与职业资格证书对接,职业教育与终身学习对接。重点提高青年就业能力"。"推进人才培养模式创新。……积极推进学历证书和职业资格证书'双证书'制度"。

  近年来国家有关部门为促进就业和提高劳动者素质,对职业院校实施"双证书"制度作出了许多政策安排,"双证书"制度在广大职业学校得到有效推行,学历证书、职业资格证书成为毕业生就业找工作的"敲门砖"和"通行证"。但是,我们也发现,在职业院校学历认证和职业资格认证还没有从根本上实现贯通,存在着各行其道、"两张皮"的普遍现象,缺乏打通两者的桥梁和纽带。其中,融合双证的课程与教材建设滞后是关键原因。

  为了探索解决这个长期困扰中国职业教育界的难题,人力资源和社会保障部职业技能鉴定中心部级课题《职业技能教学用书开发技术规范和评价体系研究》课题组(项目编号:RS2013-16,以下简称"课题组")在"双证书"课程资源建设开发方面做了积极研究和有益尝试。课题组认为:"双证书"课程是指实现国家职业标准和专业教学标准对接,职业技能鉴定与专业课程学习考核对接的课程,它是使学生在不延长学习时间的情况下,同时获得学历证书和职业资格证书的学校正规课程。加强对"双证书"课程教材开发的研究,对于探索从课程层面做到"双证结合",引导学校用好现有职业技能鉴定政策,推动学生职业技能和就业竞争力提升,具有十分重要的意义。开发职业技能鉴定与学校课程考试两考合一的"双证书"教材,可以形成"双证书"政策落地的基础性教学资源,解决推行"双证书"制度、实施"两考合一"的"最后一公里"问题。

  为了在教材层面上做到专业教学标准与国家职业标准的内容对接,课题组通过研究，提出了《中等职业学校"双证书"课程教材开发技术规范》，主要技术要点如下：一是以专业教学标准为依据，细化"双证书"培养目标；二是以国家职业技能标准为依据，确定"双证书"课程；三是根据双证结合的理念，编制"双证书"课程实施规范；四是结合职场工作实际，开发"双证书"综合实训课程；五是积极改革教学模式，建设"双证书"课程标准；六是根据职教特色，组织编写"双证书"教材；七是做好试题开发组织和考务服务，为"两考合一"做好技术保障。这一技术规范为实现教学内容与职业标准"双覆盖"、教学过程与岗位要求"双对照"、课程考试与技能鉴定"双结合"的职业院校教材开发目标提供了一个技术指引。

2013 年以来，在课题组的统一组织下，外语教学与研究出版社、高等教育出版社、语文出版社、教育科学出版社、中国人民大学出版社等各参研单位共开发了中等职业学校机电技术应用等 20 个专业"双证书"课程实验性教材。

"双证书"课题实验教材的开发采取专业负责人制，每个专业由一名资深专家对教材目标、内容选择、内容组织进行总体把关，然后指导各册主编分头编写，最后再由本专业教学专家、职业技能鉴定专家、企业专家、课程开发专家组成的编审委员会共同审定，确保符合课题组提出的职业院校"双证书"教材开发技术规范，同时，努力在教材开发中对接"四新"（新知识、新技能、新产品、新工艺），做到不遗漏知识点、技能点、态度点。

"双证书"教材的开发编写遵循了教育部门颁布的《中等职业学校专业教学标准》规定的课程名称和"主要教学内容和要求"，并在教材中融入了相应的五级、四级国家职业技能标准的要求，有助于学生学习掌握职业技能鉴定所要求的相关知识和必备技能，并获取相应等级的职业资格证书，为推动职业院校实施"双证书"制度提供了必要的教学资源支持。

"双证书"课题实验教材的开发，是一个新的探索，欢迎广大中等专业学校和职业高中积极试用，并提出宝贵意见，我们将进一步改进和完善。

职业教育是使"无业者有业，有业者乐业"的伟大事业。让我们携起手来，为建设现代职业教育体系和构建终身职业培训体系尽自己一份绵薄之力。

人力资源和社会保障部职业技能鉴定中心
《职业技能教学用书开发技术规范和评价体系研究》课题组
2015 年 6 月 23 日

前　言

　　随着我国步入老龄化社会，养老这一社会问题变得日益突出。社会需求促使一线教育培训机构将更多的精力投入到养老这一"新兴"专业的研究、发展与教学中来。2013 年，《国务院关于加快发展养老服务业的若干意见》出台，使得以居家养老为基础，社区（养老）服务为依托，机构养老为补充，医养结合的养老模式不断完善。养老服务业的发展要以专业人才为依托，部分职业院校顺应社会需求开设老年服务与管理专业。但是目前适合该专业的教材与参考书较少，为此，我们编写了这本面向职业院校层次的《老年人技术护理》教材。

本书主要内容

　　本书分为 5 个任务。

　　任务 1：老年人居室环境的消毒防护。通过对老年人居室进行消毒过程的学习，掌握消毒原则、方法以及化学消毒试剂分类等基础知识。

　　任务 2：老年人用药照料。包括药物保管及服用护理知识的学习，使读者掌握雾化吸入法给药护理，眼、耳、鼻、喉给药护理以及压疮的给药护理等基本方法。

　　任务 3：老年人冷热疗法的应用护理。介绍了用热水袋保暖、湿热敷、观察热疗后老年人皮肤、用冰袋为老年人降温、进行温水擦浴以及观测老年人冷疗后体温等知识。

　　任务 4：危重老年人的应急救护。介绍了观察危重老年人病情、吸痰、吸氧，为外伤老年人进行初步急救和为老年人实施心肺复苏术等基本应急救护技能。

　　任务 5：老年人临终的护理。介绍了关怀临终老年人相关知识以及如何照料老年人遗体等技能。

编写原则和特点

本书以教育部 2014 年颁布的《老年人服务与管理专业教学标准》和人力资源和社会保障部颁布的《养老护理员国家职业技能标准》(2011 年)《国家职业标准》(2006 年版)职业标准为编写依据,注重实际动手能力的培养,理论知识够用即可。突出实用性和通俗性,以图、表为主,图文并茂。

在教材编写时把握两大原则,一是利于培养学生综合素质,二是与时俱进。因此编写中,把与人交流、与人合作、解决问题、自我学习、自我创新等能力有机地嵌入其中,以提升职业院校学生综合能力和职业素养,同时将老年人基础护理中的新知识、新技术、新进展等融入教材中。

编写结构

每个任务均由下列几个部分组成。

(1)学习目标环节。按相关知识、操作技能、职业态度等 3 个方面列出学习目标,明确"学什么"。

(2)情境导入环节。根据学习目标引入真实案例。

(3)问题讨论环节。结合学习目标,由真实案例提出问题,以便读者带着问题学习。

(4)方法指导环节。针对真实案例提出解决问题的思路和方法。

(5)知识学习环节。重点讲解与任务有关的基础知识。

(6)操作步骤环节。给出详细的完成该任务的操作步骤或方法,包括操作技巧、要点。

(7)知识拓展环节。拓展相关知识点,以开阔读者的知识面,包括产业文化、发展趋势、国外最新理念与动态等。

(8)能力测评环节。根据实操完成过程和情况,从知识、技能、态度 3 个方面对学生进行测评。

教学建议

1. 学时安排建议

建议本课程总学时为 64 学时。其中：任务 1 约 12 学时，任务 2 和任务 3 各约 10 学时，任务 4 和任务 5 各约 16 学时。

2. 教学方法建议

（1）案例分析方法：指导学生研读实际案例，结合任务对案例活动进行有针对性的分析、审理和讨论，并做出自己的判断和评价，以开发学生分析能力、判断能力和决策能力。

（2）小组讨论法：结合实际案例和问题讨论环节，将学生分组，指导学生组内讨论，并记录讨论结果。每组选派一名同学汇报，教师给予评价。此法可以培养学生合作意识和思维表达能力，亦可提高学生的积极主动性。

（3）课堂讲授法：教师讲解与任务有关的重要理论知识，为学生解决老年人具体问题打好坚实理论基础，必要时可以进行知识拓展，以开阔学生视野、激发学习兴趣。

自学建议

结合学习目标，先看案例，分析有哪些需要解决的问题，并思考怎么去解决这些问题；然后结合基本知识，理清操作步骤中解决问题的思路与相对应的技术；最后在实际工作尝试应用。

此外，在学习过程中，端正自己职业态度，培养奉献精神；注重操作性知识的学习，多思考，勤演练，以提高解决具体问题的能力。

读者对象

本书适合职业学校老年服务与管理专业和相近专业作为教材使用。由于在内容上涵盖了《养老护理员国家职业技能标准》的相关要求，因此本书也适合养老机构和社会培训机构作为培训教材使用。同时本教材通俗易懂，也可作为老年护理从业人员和家庭成员的自学用书。

本书由郭丽主编，参加编写的人员有：时念新、张翠英、杨秀美、曾 伟、王静、田彬、王振青、武薇、孟舒舒、葛洪岩、王黎英、邢爱红、秦桂美、母文杰、林悦凤。

致谢

本书的编写工作受到了菏泽家政职业学院党委、教务处的高度重视。

前后经历三次审定，10 多位专家从不同角度对本书稿提出了很多有价值的修改意见。

山东省内外多所职业院校给予本编写团队多方面的大力支持。

为此，本书所有参编者在此对上述各位领导、专家、同行一并表示最衷心的感谢。

本教材由于编者水平和时间有限，难免存在不妥及谬误之处，恳请读者、同行、专家批评指正，以便在修订时补充更正。

编者

2016.12

目　录

任务 1

老年人居室环境的消毒防护

老年人居室环境的质量直接关系着老年人的身心健康，必须做好居室环境的消毒防护。居室空气消毒最为常用的是物理消毒法中的紫外线消毒法。该方法使用简便，易于维护。居室物品消毒最为常用的是化学消毒法。护理员必须正确配置化学消毒试剂保证化学消毒试剂使用准确、安全。

子任务 1　用紫外线灯管对老年人居室进行消毒

学习目标

知识目标	知道紫外线消毒的原理、方法和维护措施
能力目标	会正确使用紫外线灯管对房间进行消毒
态度目标	态度认真严谨细心，具有安全意识

情景导入

王奶奶，65岁，住在110m²的房子内。已有2周未进行过认真打扫卫生，房间有异味，现在要求护理员为其房间消毒防护。

问题讨论

1. 紫外线灯管消毒的原理、方法、优点是什么？

2. 如何使用紫外线灯？

3. 在使用紫外线灯管时如何做好老年人健康防护和护理员自身防护？

方法指导

按照护理程序科学完成此次任务，在完成的过程中评估要全面仔细，尤其是老年人的身体状况。准备要充分，注重细节，以免发生安全隐患。操作时动作轻稳，不可忽视紫外线灯管使用过程中消毒状况的观察，操作后全面评价整个护理过程，既要达到消毒目的，同时注意身体的消毒防护工作，而且要保证紫外线灯管安全，要做到合理、安全、高效。

知识学习

1. 紫外线的相关知识

1）紫外线的基本知识

紫外线属于电磁波，其波长在 210~328nm，其有效的杀菌波长范围是 250~270nm，最佳杀菌波长是 253.7nm。紫外线对细菌、病毒、真菌等微生物甚至其芽孢均有一定的杀灭作用。一般紫外线对杆菌杀菌力强，对球菌较弱，对真菌则更弱，生长期的细菌对辐射敏感，对芽孢敏感性差。

2）影响紫外线杀菌效力的因素

（1）穿透力：紫外线穿透力较弱，一些纸张、灰尘、玻璃都可影响紫外线的穿透。紫外线对石英的穿透力较强，可达 70%~80%，所以紫外线灯是用石英玻璃制成。因此紫外线在进行物品消毒时必须有效距离较近，且物品应全部摊开或晾晒，在照射时定时翻动物品，使每个面都能照射到。

（2）温度：温度过高或过低都会使辐射强度降低，如温度下降到 4℃时，辐射强度则可下降 65%~80%，严重影响杀菌效果。一般以室温 20~40℃为紫外线消毒的适宜温度，在此温度范围内紫外线辐射的强度最大且稳定，能达到理想的消毒效果。

（3）湿度：相对湿度在 55%~60%时，紫外线对微生物的杀灭率最强，相对湿度在 60%~70%以上时，微生物对紫外线的敏感率降低，相对湿度在 80%以上甚至对微生物有激活作用，可使杀菌力下降 30%~40%。刚刚用湿布拖地和擦桌面后立即进行紫外线消毒，会使室内湿度增大，影响消毒效果。因此，使用紫外线消毒时室内要保持清洁、干燥。一般适宜的湿度是 40%~60%。

2. 紫外线灯管的相关知识

1）紫外线灯管的性能指标和质量要求

（1）紫外线灯瓦数：紫外线灯管有 15W、20W、30W、40W。一般居室消毒常用 30W。

（2）紫外线灯管的使用类型：紫外线灯管有悬挂式和移动式，对于老年人居室或家庭常用移动式，无需安装，使用较方便和简单。常见的紫外光线灯管如图 1-1、图 1-2 所示。

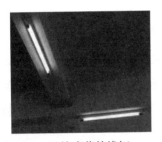

图 1-1　悬挂式紫外线灯

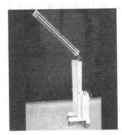

图 1-2　移动式紫外线灯

（3）紫外线灯管的强度：根据紫外线灯使用登记表的数据记录，了解紫外线灯的使用寿命和强度，一般使用时间超过 1000h，需更换灯管；也可以定期监测灯管的强度，一般每 3~6 个月监测一次，当强度小于等于 $70\mu W/cm^2$ 时应该更换。

（4）紫外线灯管表面清洁：应保持紫外线杀菌灯管表面清洁，否则会影响杀菌效果。一般情况下每 2 周用无水乙醇擦拭灯管表面，除去灰尘与油垢，以免降低灯光的强度，忌用汽油等有机溶液擦拭。若发现灯管灰尘较多可随时擦拭。

（5）紫外线灯管性能：紫外线灯管车能正常地打开、闭合，推动自如，无松动、坚固结实。

2）紫外线灯管使用时的环境要求

（1）紫外线灯用于空气消毒时，室内每 $10m^2$ 安装 30W 紫外线灯管 1 支，有效距离不超过 2m，照射时间为 30~60min；紫外线灯用于物品消毒时有效距离为 25~60cm，照射时间为 20~30min。

（2）根据居室面积的大小决定紫外线灯的数量，若只有一个移动式紫外线灯车，应消毒完一个区域以后，关灯停歇 3~4min 到另外一个区域消毒，直到整个居室空间全部消毒到位。

（3）紫外线灯管车放置的位置应宽敞、无障碍物。

3）紫外线灯管使用时消毒次数要求

（1）对普通老年人，一般每月消毒一次。可根据老年人的生活习惯和个人对环境质量要求，适当的增加消毒的次数。

（2）若老年人病情较重或身体有伤口，须严格控制空气中的细菌数量，必须定期对老年人居室进行紫外线消毒，可每周消毒一次。

（3）若老年人属于传染病老年人或高度易感人群，需入住隔离病室，此时的居室须每天进行消毒。

4）紫外线灯管使用的注意事项

（1）消毒前应关闭门窗，消毒后应立即开窗通风。

（2）紫外线对有机细胞有杀伤力，人的皮肤和眼睛如较长时间暴露在紫外线下会造成灼伤，使用时应让老年人离开房间。一旦受伤，立即通知医生。

（3）为防止臭氧对人体产生不利影响，在有人在场的情况下使用紫外线灯一次不宜超过 2h。

（4）勿将杀菌灯作为照明灯使用，消毒以适度为宜，不提倡长时间开着紫外灯。

（5）紫外灯须定期检测其强度，保证实用。

（6）若对老年人居室实施终末消毒时，应先用紫外线灯消毒空气 30min，再进行室内卫生清洁；在清洁及物表消毒完毕后再用紫外线灯消毒 30min，做到"双消"。

3. 护理员的自身防护

因紫外线照射可造成皮肤损伤，护理员要学会保护自己，必要时可佩戴防护用品，如防护镜和防护衣。

同时，因紫外线灯为玻璃材料，容易碎裂，护理员拿放紫外线灯时动作应轻稳，防止炸裂，以免对身体造成伤害。安装和使用灯管时，护理员勿用力过猛，双手应握住灯管两端旋入；更换灯管时，必须切断电源。

操作步骤

1. 准备

（1）确保老年人能够理解操作目的、愿意配合操作。

（2）护理员着装整齐、洗手、戴口罩。

（3）护理员对房间进行基本的卫生清洁工作；调节房间的温、湿度；移开障碍物；关闭门窗。

（4）用物包括：紫外线灯（置于指定位置，必要时准备配电盘）；紫外线灯管使用登记表、笔、治疗碗（或清洁盆）、纱布、无水乙醇等。

2. 实施

实施操作以移动式紫外线灯管为例，见表1-1。

表 1-1　移动式紫外线灯管的操作

环　节	步　骤	要点说明
操作前 （图 1-3）	调整紫外线灯管臂	紫外线灯管臂可在 180° 内自由调节，护理人员可根据消毒的面积和位置进行适当的调节
	接通电源	注意用电安全
	调节时间	调节照射的时间一般为 30~60min
	打开指示灯开关	确定指示灯亮、紫外线灯管亮
	离开房间	护理人员迅速离开，以免对皮肤造成损害
操作中 （图 1-4）	开始计时	灯亮后不能立即计时，一般灯亮后 5~7min 开始计时，因为灯管有一个预热的过程。
	随时观察消毒状况	再次检查门窗是否关好；避免任何人进入房间，若因事必须进入时做好防护措施，必要时停止照射；听房间内有无异常声音，如灯管爆裂等；观察灯管的强度和亮度有无变化
操作后	关闭指示灯开关，拔掉电源	关灯后若需到另外一个房间进行消毒时，不要立即再打开，待灯管稍冷后约 3~4min 再继续使用，以免损坏灯管
	放下紫外线灯管臂	动作轻柔，以免灯管碎裂，同时保护好自身安全
	开窗通风	照射后要立即通风换气，因为普通紫外线灯管在照射时会产生臭氧引起人体不适，开窗通风时间至少 30min
	记录	包括灯亮的时间、关闭的时间、累计的小时数、执行人员等（表 1-2）
	整理用物	将紫外线灯放到指定位置，处理用物
	协助老年人进入房间	注意安全

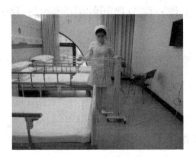

图 1-3　操作前准备

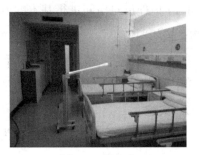

图 1-4　操作中

表 1-2　紫外灯使用登记

编　　号	日　　期	启动时间	关闭时间	累计小时数	人员签名	清洁记录

3. 评价

（1）结构评价。充分、有效地运用了应有的护理资源，包括紫外线灯、紫外线灯管使用登记表、笔、治疗碗（或清洁盆）、纱布、无水乙醇等，没有牵扯和浪费到其他多余的用物。操作虽要求较高但不复杂，护理员自己即可完成，人力、物力调配合理。

（2）过程评价。通过沟通老年人理解并愿意、主动配合操作，满足了老年人的需求；护理技术运用适当、完善和及时；整项护理任务按照护理程序规范实施。

（3）结果评价。通过监测，老年人居室内的空气质量应达到消毒标准。

知识拓展

1. 清洁、消毒、灭菌的概念

（1）清洁是指用物理的方法清除物体表面的污垢，以减少病原微生物的数量。

（2）消毒是指用物理或化学的方法清除或杀灭除芽孢以外的病原微生物的方法。

（3）灭菌是指用物理或化学方法去除或杀灭全部病原微生物的过程，包括致病微生物和非致病微生物，包括芽孢。

2. 常用的物理消毒灭菌法

消毒灭菌法包括物理消毒灭菌法和化学消毒灭菌法。物理消毒法根据原理不同又分为煮沸消毒法、压力蒸气灭菌法、日光暴晒法、微波消毒法等。

（1）煮沸消毒法。经 5~10min 可杀灭繁殖体，达到消毒效果。将碳酸氢钠加入水中，配成 1%~2%浓度的溶液时，可提高沸点达 105℃，增强杀菌作用，还可去污、防锈。生活用品如老年人的碗筷、水杯、奶瓶、毛巾、口罩等。医疗器械类主要适用于耐湿、耐高温金属、搪瓷、玻璃和橡胶类等物品。

（2）压力蒸汽灭菌法。这是热力消毒灭菌中效果最好的一种方法。在临床上广泛应用于耐高温、高压、潮湿物品的灭菌，如各类器械、敷料、搪瓷、橡胶、玻璃制品及溶液等。

根据排放冷空气的方式和程度的不同，分为下排气式压力蒸汽灭菌和预真空压力蒸汽灭菌。下排气式压力蒸汽灭菌器又分为卧式压力蒸汽灭菌器和手提式压力蒸汽灭菌器(图 1-5 和图 1-6)。下排气式压力蒸汽灭菌要求：压力，103~137kPa；温度，121~126℃；时间，15~30min。临床较多物品的集中消毒多选择卧式压力蒸汽灭菌器；家庭或养老机构物品消毒可选用手提式压力蒸汽灭菌器。

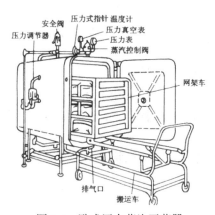

图 1-5　卧式压力蒸汽灭菌器

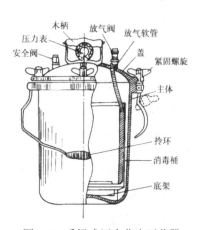

图 1-6　手提式压力蒸汽灭菌器

（3）日光暴晒法。由于日光具有热、干燥和紫外线的作用，有一定的杀菌力，常用于老年人的床垫、毛毯、衣服、毛巾、书籍等物品的消毒；要求阳光下暴晒 6h，定时翻动，使物品各面均能受到日光照射。

（4）微波消毒法。微波可杀灭细菌繁殖体、真菌、病毒、细菌芽孢、真菌孢子等各种微生物。该消毒法常用于食品、餐具的处理，单据、票证的消毒，医疗药品、耐热非金属材料及器械的消毒灭菌，不能用于金属物品的消毒。

护理新进展

1. 新方法——生物净化法

生物净化法采用生物洁净技术选用不同的气流方式通过三级空气过滤器除掉空气中 0.5~5μm 的尘埃，达到空气洁净的目的，又称层流净化法。生物净化法是目前用于空气消毒最好的方法，多应用于层流病房和层流手术室。

2. 新产品——便携式紫外线消毒器

便携式紫外线消毒器：小巧美观、便于携带；紫外线功能较强，即时消毒，1min 即可；可随时地对物体表面直接照射，进行快速消毒，效果良好；可应用于老年人日常生活用品、工作用具表面快速消毒灭菌，如浴室、洗漱用品、绒毛玩具、服装、床上用品、书籍、通信工具等；是家庭较理想的消毒工具。

实训演练

1. 知识型任务训练

训练题目如下。

（1）什么是消毒？

（2）紫外线消毒的适用范围和注意事项有哪些？

（3）用紫外线进行老年人居室环境消毒时如何评估环境？

（4）用紫外线进行老年人居室环境消毒时如何评估紫外线灯？

（5）用紫外线进行老年人居室环境消毒时如何全面准备？每个环节都有哪些内容？

（6）在打开紫外线灯后从哪些方面观察操作中的消毒状况？

2. 技能型任务训练

训练举例如下。

护理员：王奶奶，您好！我是张晓，为了您有一个更清洁、卫生的居住环境，现在我要对您的房间进行消毒。我们选择的是用紫外线灯对房间进行消毒，此方法简便且效果不错。

您能理解吗？

王奶奶：理解，小张，我也老感觉房间里有异味，是有必要消毒一下。

护理员：紫外线虽然杀菌效果非常好，但就有一点，直接照射人体的话会造成皮肤损伤，尤其是眼睛，可引起角膜炎。所以待会咱们消毒的时候呀都得离开房间，不能待在室内。您能理解吗？

王奶奶：好的！

护理员：那我先准备一下再扶您出去，您稍等。

（技能：护理员对房间进行基本的卫生打扫，移开障碍物，确定紫外线灯管放置的位置，调节房间的温度和湿度，检查紫外线灯管，保证其性能良好，推紫外线灯管到指定位置。）

（边操作边口述知识要点。）

护理员：王奶奶，我准备好了，我现在扶您到户外吧！待会在消毒的这段时间，您千万不要擅自进入房间，若确实有急事要进来的话，一定要告诉我。

（技能：护理员协助老年人离开房间，并着装整齐，必要时戴防护服装，关闭门窗，打开紫外线灯，调节好消毒时间，离开房间，门外挂"消毒中"指示牌，灯亮 5~7min 计时。）

（边操作边口述知识要点，尤其是操作中消毒状况的观察点。）

（技能：消毒时间到，关闭紫外线灯，开窗通风，整理紫外线灯，在紫外线灯使用登记表上详细记录，擦拭紫外线灯管，必要时可用无水乙醇擦拭，推紫外线灯到指定位置。）

护理员：王奶奶，您活动得怎么样呀？

王奶奶：很好，活动活动筋骨，外面阳光也挺好，正好晒晒太阳，房间消毒好了吗？

护理员：消毒好了，王奶奶，但还不能进屋，因紫外线使用后不能立即进入房间，会引起身体不适，需开窗通风 30min。30min 以后我会过来给您关上窗户的，您自己别提前关上。

王奶奶：好的。

护理员：王奶奶，时间差不多了，我扶您进屋吧！在使用紫外线灯管时，为了您更好地自我防护，我给您介绍一下有关物理消毒灭菌的一些知识吧，以便我们日后更好地使用这些方法。

王奶奶：好的，小张。

（技能：给老年人做好紫外线消毒法和其他消毒灭菌方法的知识健康宣教。）

护理员：王奶奶，我顺便给您制作一个知识宣传卡片，您什么时候想看了或忘记的时候随时都可以拿来看看，好吗？

（技能：制作健康宣传卡片。）

王奶奶：太好了，谢谢你呀小张，你真是个有心人！

护理员：不客气，您先休息，我就不打扰您了。有事您就叫我，我也会经常过来看您的，再见！

能 力 测 评

结合自己的情景训练，评价个人的综合能力

项　　目	考核标准	练习评价			改进措施
		个人	小组	教师	
知识学习 （25分）	说出紫外线消毒的原理（5分） 说出影响紫外线消毒的因素（5分） 说出紫外线使用的注意事项（5分） 说出常用的物理消毒灭菌法（5分） 说出清洁、消毒、灭菌的区别（5分） 回答熟练、全面、正确				
技能要求 （45分）	能正确放置紫外线灯管，距离合适，时间正确（6分） 能全面观察紫外线灯管使用过程，保证安全（7分） 能正确计算紫外线使用的时间（5分） 能正确记录紫外线使用情况，且登记信息应全面（6分） 能正确对紫外线灯进行消毒擦拭，达到消毒效果（5分） 能有效地为老年人进行紫外线相关知识的健康宣教，包括语言宣教、图片或其他宣教途径（8分） 老年人能自我讲解紫外线基本使用知识，关键学会自我保护（8分） 操作要娴熟、正确、到位				
职业态度 （30分）	准备要充分，评估全面（10分） 观察细致、全面（10分） 注意老年人和自身的防护，有安全意识（10分）				
总分 （100分）					

子任务 2　用化学消毒试剂进行室内消毒

学 习 目 标

知识目标	了解化学消毒试剂的分类、使用方法和消毒原则 了解常用室内物品和空气消毒的化学试剂的使用方法和要点
能力目标	会正确配制化学消毒试剂 会用合适的化学消毒试剂对居室进行消毒 会用试纸正确检测消毒液配置浓度
态度目标	态度认真严谨，配置方法正确，要有自我防护意识

情 景 导 入

　　邱奶奶，70 岁，住在一所平房内。为了更好地预防疾病的发生，邱奶奶的家人想用化学消毒剂对室内进行一次有效、全面的消毒，预防感染的发生和传播，保持健康。现由护理员实施这一任务。

问 题 讨 论

　　1. 如何选择合适化学消毒试剂？
　　2. 如何根据要求配制化学消毒试剂？
　　3. 如何将配置好的化学消毒试剂正确实施消毒？

方 法 指 导

　　按照护理程序科学完成此次任务，在完成的过程中评估要全面仔细，特别是选择合适的消毒试剂。准备要充分，做到正确配制化学消毒试剂，操作时动作轻稳，注意做好自我防护。操作后全面评价整个护理过程，既要达到消毒目的，同时还要注意身体的消毒防护工作。

知 识 学 习

1. 化学消毒试剂常识

1）化学消毒试剂的种类

（1）灭菌剂：能杀灭一切微生物（包括芽孢），如甲醛、戊二醛、环氧乙烷、过氧乙酸等。

（2）高效消毒剂：可杀灭一切细菌繁殖体（包括分枝杆菌）、病毒、真菌及孢子，如含氯制剂、过氧化氢。

（3）中效消毒剂：能杀灭细菌芽孢以外的各种微生物的消毒剂，如乙醇、碘消毒剂等。

（4）低效消毒剂：只能杀死细菌的繁殖体、亲脂病毒和某些真菌的消毒剂，如新洁尔灭。

2）理想的化学消毒剂应具备的条件

杀菌谱广；有效浓度低；作用速度快；性质稳定；易溶于水；可在低温下使用；不易受有机物、酸、碱或其他物理化学因素影响；对物品无腐蚀性；无色、无味、无臭、消毒后易于除去残留药物；毒性低、不易燃、不易爆、使用安全；价格低廉。

3）常用于居室物体表面的化学消毒剂

（1）"84"消毒液的优点是性能稳定，封密存放阴凉处，易溶于水，气味轻微，正常使用对人畜无害，具有消毒杀菌力强、安全无毒等特点；缺点是高浓度（原液）对金属器械和棉织带色衣物有腐蚀和脱色作用。密封避光，存放阴凉处（25℃以下），有效期10个月，常温下储存时间以不超过5个月为宜。主要用途见表1-3。

表1-3 "84"消毒液常用浓度使用方法参考表

消毒对象	稀释比例	使用方法及用量	作用时间/min
餐具、食品用具等			
餐具（先消后冲）	1∶500	浸泡	5
奶瓶、冷饮器具	1∶00	浸泡	5
食品机械	1∶200	浸泡	5
食品软硬包装	1∶500	浸泡	5
瓜果、蔬菜	1∶800~1∶500	浸泡	5
衣物、被褥等			
衣物	1∶500	浸泡	5
抹布	1∶500	浸泡	10
工作服、被褥、毛巾等	1∶100	浸泡	5
环境			
土质地面	1∶200	10mL/m² 喷洒	5

续表

消毒对象	稀释比例	使用方法及用量	作用时间/min
水泥地面	1：500	5mL/m² 喷洒	5
瓷砖	1：200	5mL/m² 喷洒	10
门、窗、桌、椅	1：500	擦拭	待干
医疗器械类			
医疗器具（不锈钢类）	1：100~1：20	浸泡	5
口腔温度计	1：200	浸泡	5
压舌板	1：200	浸泡	10
护理员手	1：500	浸泡	5

（2）漂白粉为白色颗粒状粉末，有氯臭，能溶于水，溶液呈浑浊状，有大量沉渣。其杀菌机理和作用与"84"消毒液相似，均属于含氯消毒剂，杀菌谱广，对细菌繁殖、病毒、真菌孢及细菌芽孢都有杀灭作用，主要用于饮水的消毒和污水处理，食品工业用具的消毒，患传染病老年人排泄物和污染环境等的消毒。

（3）乙醇为无色透明液体，有较强的酒气与辛辣味，易挥发、易燃烧，能与水、甘油等溶液任意混合。乙醇杀菌适宜浓度为 65%~80%； 多采用浸泡、擦拭法，作用时间不少于 5min。多用于物体表面、人体皮肤的消毒，应用较为广泛。

（4）过氧乙酸依靠其强大的氧化力而杀灭微生物。它的优点是杀菌谱广，杀菌效力高，毒性低，消毒时间短；缺点是对织物有漂白作用，对金属有腐蚀作用，易分解和挥发，对人体有刺激性，高浓度可造成皮肤化学灼伤。常用的消毒方法有浸泡、喷洒、擦拭、熏蒸法等，所需药物浓度与作用时间可见表 1-4。

表 1-4　过氧乙酸消毒不同对象的方法与剂量

消毒对象	处理方法	药物浓度	作用时间/min
皮肤	擦拭、浸泡（手）	0.2%~0.4%	1~3
体温表	擦拭、浸泡（手）	0.5%	15~30
污染表面	喷洒、擦拭	0.2%~1.0%	30~60
室内空间	熏蒸	1~3mg/ m³	60~90

4）常用于居室环境的化学消毒剂

（1）过氧乙酸，是一种比较理想的空气熏蒸消毒剂。使用方法见表 1-4。

（2）甲醛又称福尔马林，为含 36%甲醛的水溶液。优点是杀菌谱广，可杀灭各类微生物，性能稳定，耐储存；缺点是具有特殊臭味和刺激性，穿透力弱，低温低湿度环境下消毒效果差。

福尔马林一般用于熏蒸法消毒，将消毒物品放入密闭的专用熏蒸柜内，用量为$100mL/m^3$。为了调节空气中的湿度，需加入 2~4 倍的水，加热蒸发，持续 12~24h。

2. 配制化学消毒试剂的基本知识

1）配制化学消毒试剂的方法

（1）用消毒片配制消毒液。计算公式：

所需消毒剂片数=拟配消毒液浓度（mg/L）×拟配消毒液量（L）/消毒剂有效含量（mg/片）

题目举例：拟配 15L 含氯消毒液，浓度为 500mg/L，所用消毒片有效氯含量为 500mg/片，需加几片消毒片？

计算公式：

所需片数=500（mg/L）×15（L）/500（mg/片）=15片

（2）用消毒粉（或其他固体消毒剂）配制消毒液。

计算公式：

所需消毒剂质量=拟配消毒液浓度（mg/L）×拟配消毒液量（L）/消毒剂有效含量（mg/g）

题目举例：拟配 15L 含溴消毒液，浓度为 500mg/L，所用消毒剂有效溴含量为 500mg/g，问需加几克消毒剂？

计算方法：

所需质量=500（mg/L）×15（L）/500（mg/g）=15g

（3）把浓消毒液稀释成所需浓度消毒液。

计算公式：

所需浓消毒液量（mL）=拟配消毒液浓度（%）×拟配消毒液量（mL）/浓消毒剂有效含量（%）

加水量=拟配消毒液量（mL）-所需浓消毒液量（mL）。

题目举例：用95%乙醇配成75%的乙醇190mL，需用多少90%乙醇和多少水？

计算方法：

所需95%乙醇（mL）量=75%×190mL/95%=150mL

加水量（mL）=190-150=40mL，即将150mL乙醇加入40mL水中。

2）配制化学消毒试剂的注意事项

（1）消毒液需现用现配。

（2）配制时应有专门的量具进行计算。

（3）配制好的消毒液应专门放置或放到高处，并加盖密闭保存，放在通风处，避免和其他物品混淆。

3. 护理员的自我职业防护

（1）在通风良好的地方配制，避免吸入大量气体。

（2）室外小量使用化学消毒剂时，人应居于上风向；大量使用时，护理员须戴口罩和手套，比要时穿防护服戴防毒面具。消毒后及时开窗通风。

（3）用完及时加盖，置于阴凉、干燥处保存。

（4）一旦溅到皮肤上，立即用流水反复冲洗接触部位 15min。若溅到衣物上应迅速脱去污染的帽子、口罩、工作服，用流水冲洗污染部位。

4. 护理员如何洗手、戴口罩、戴护目镜和戴帽子

1）洗手

洗手时打开水龙头，调节水流，湿润双手及手臂；取适量洗手液，均匀涂抹搓擦双手及前臂至腕上 10cm，持续 15s；按六步洗手法擦搓双手 1min，如图 1-7 所示；用流动水冲净双手。冲洗时腕部要低于肘部，使污水流向指尖；用烘手机或消毒小毛巾将手擦干。

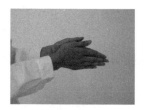
（a）洗手掌

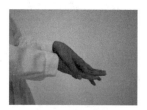
（b）洗手背

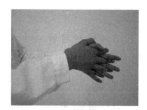
（c）洗指缝

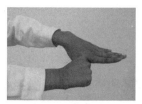
（d）洗拇指

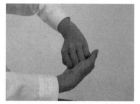
（e）洗指关节

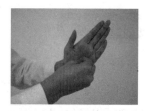
（f）洗指尖

图 1-7　六步洗手法

2）戴口罩

（1）认清口罩构造。一般口罩分三层，最外层为有颜色防水层，可预防飞沫传染；中间层为过滤层，主要过滤细菌；最内层为吸水层，由吸水材质制作，可吸收佩戴者产生的口沫。此外口罩分上下两边，上边粘有金属条，可防止口罩脱落。

（2）正确佩戴口罩。如图 1-8 所示。

第一步是"拿"：清洗双手，正确拿起口罩，分清内外面和上下边。第二步是"贴"：横拿口罩，贴在脸部的口鼻处。第三步是"挂"： 将两端的绳子挂在耳朵上。第四步是"压"：用双手的食指紧压鼻梁两侧的金属条，使口罩上端能紧贴鼻梁。第五步是"拉"：一手压住口罩上端的同时，一手将口罩下端的皱褶拉开，使口罩能够完全覆盖口鼻和下巴。

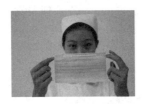 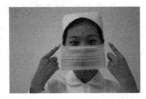 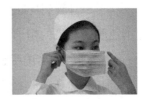

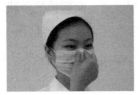 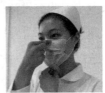

图 1-8　口罩的佩戴方法

3）戴护目镜

佩戴后应及时调整眼镜束带或镜架的松紧度。护目镜使用后应以中性消毒剂清洗眼镜，并存放于固定地点。

4）戴帽子

帽子应将护理员的头发全部遮住。

操 作 步 骤

1. 准备

（1）老年人：护理员协助老年人离开室内，远离配制区和消毒房间；老年人理解操作目的、愿意配合操作；通过护理员的讲解宣教，让老年人掌握一定的自身防护知识。

（2）护理员：着装整齐、洗手、戴口罩，必要时戴护目镜和帽子。

（3）环境：选择宽敞的配置区域；对房间和消毒的物品进行基本的卫生清洁工作。

（4）用物准备

① 配制消毒液所需的用物：消毒剂原液、白开水或自来水（一般用白开水，消毒便器可用自来水）、带盖清洁的容器、计量用具（量杯、汤匙或其他可于计量的用物）。

② 根据消毒的物品性质选择合适的消毒溶液，检查消毒溶液的质量，包括溶液的浓度、剂量、有效期，无变色、沉淀、浑浊、絮状物等；计量容器要刻度清晰、准确、无破损。

③ 其他物品：擦拭法所用的其他物品：消毒小毛巾若干、盛消毒溶液的容器（消毒过的）。浸泡法所用的其他物品：合适的浸泡用物的容器（消毒过的）。喷雾法所用的其他物品包括消毒过的喷雾器。熏蒸法所用的其他物品包括密闭消毒箱，若食醋熏蒸可准备干净的碗、盆或锅，准备火源。

2. 实施

实施步骤见表 1-5。

表 1-5　消毒操作实施

环　节	步　骤	要点说明
操作前	携消毒溶液和用物到指定地方	
操作中	配制化学消毒试剂（以把浓消毒液稀释成所需浓度消毒液为例配制）	将备好的凉白开水倒入计量容器中；按照计算所得测量水量，并倒入带盖的清洁容器中；再次检查消毒液的名称、剂量、浓度、有效期；将消毒液倒入计量容器中；按照计算所得测量消毒液的量，并倒入带盖的清洁容器中，与已测量好的白开水混匀；将带盖的清洁容器盖严，并在容器外粘贴标签，做好标记，待使用；清洗计量容器，整理用物，洗手
	用试纸法监测消毒溶液的浓度是否达标	拿一条试纸浸入待测消毒剂溶液中，在规定时间内在自然光下与标准色条对照，读出该溶液所含有效成分的浓度值，超过规定时间，颜色显示失效；使用后应将剩余试纸放回原袋内包好，以免受到环境中潮湿及其他药物的影响；长期未开封试纸应保存在干燥、阴凉处

环　节	步　　骤	要点说明
操作中	用配置好的化学试剂对房间消毒	① 擦拭法：擦拭用力、到位，及时更换擦拭毛巾 ② 浸泡法：将消毒用物全部浸没，有轴节的器械或带盖的容器应将轴节或盖打开，物品不宜放置过多，大小相同的碗、盆不能重叠，要保证物品各面都与消毒液相接触，注意消毒时间 ③ 喷雾法：将消毒液装入喷雾器，均匀喷洒，不留死角 ④ 熏蒸法：熏蒸过程中随时观察消毒试剂的量和消毒效果。若用火源，注意防火
操作后	整理用物，并开窗通风	减少化学消毒试剂对人体的危害，开窗通风至少30min

3. 评价

（1）结构评价。可根据消毒的物品和微生物特性选择合适的消毒试剂，充分、有效地运用了应有的护理资源，包括配制消毒溶液的用物和消毒其他用物。操作虽要求较高但不复杂，护理员自己即可完成。

（2）过程评价。护理技术运用适当、完善、及时；整项护理任务按照护理程序规范实施；同时注重了护理员的自我防护。

（3）结果评价。配制消毒溶液准确，严格实施化学消毒法。

知识拓展

1. 化学消毒试剂的使用原则

（1）根据物品的性能及病原微生物的特性，选择合适的消毒剂。

（2）严格掌握消毒剂的有效浓度、消毒时间和使用方法。

（3）需消毒的物品应洗净擦干，浸泡时打开轴节，将物品浸没于溶液里。

（4）消毒剂应定期更换，挥发剂应加盖并定期测定比重，及时调整浓度。

（5）浸泡过的物品，使用前需用无菌等渗盐水冲洗，以免消毒剂刺激人体组织。

2. 选择消毒灭菌方法的原则

（1）消毒灭菌处理首选物理方法。器械类首选压力蒸汽灭菌法，空气消毒处理首选过滤除菌；其次是紫外线消毒灭菌，耐湿、耐热物品首选湿热消毒法等。

（2）根据物品污染后的危害程度选择消毒、灭菌的方法，包括高度危险性物品、中度危险性物品和低度危险性物品。

（3）根据物品上污染微生物的种类、数量和危害性选择消毒、灭菌方法。

（4）根据消毒物品的性质选择消毒方法。选择消毒方法时需考虑两点：一是要保护消毒物品不受损坏，二是使消毒方法易于发挥作用。

（5）严格遵守消毒程序。所有接触老年人的器材和物品均应先消毒再清洗，然后再按物品危险性的种类选择合理的消毒灭菌方法进行处理。

护理新进展

随着药剂学的不断发展，化学消毒剂型越来越多，除了我们常用到的液体消毒剂和片剂消毒液外，现在又出现了许多新型消毒试剂，如膜剂消毒液、凝胶剂消毒液、乳剂消毒液、喷雾剂消毒液、缓控释制剂消毒液、烟熏剂消毒液等其他剂型，正在不断地满足人们对理想化学试剂的需求。

实训演练

1. 知识型任务训练

训练题目如下：

（1）化学消毒试剂的分类有哪些？

（2）如何配制化学消毒试剂？

（3）进行物品、环境消毒时常用的化学消毒试剂有哪些？

（4）不同消毒方法的操作要点有哪些？

2. 技能型任务训练

训练举例如下。

护理员：王奶奶，您好！我是李华，为了您有一个更清洁卫生的居住环境，现在我要对您的房间进行消毒，我选择的是化学消毒法对房间进行消毒，包括空气、地面、家具等，您能理解吗？

王奶奶：哦，那化学消毒剂不会对人体有什么危害吧？闻到会不会中毒呀？

护理员：呵呵，所以王奶奶，在我配制消毒剂和消毒的时候您要暂时离开房间，而且消毒后我会及时开窗通风，直到达到消毒标准，我们再进去。

王奶奶：哦。好吧！

护理员：那好，我先扶您到外面坐下。王奶奶，待会在消毒的这段时间，您千万不要擅自进入房间，若确实有急事要进来的话，一定要告诉我。

（技能：护理员对房间进行基本的卫生打扫，开窗通风，配制消毒溶液并按要求进行空间消毒。边操作边口述知识要点。）

护理员：王奶奶，您活动得怎么样呀？房间我已经消毒好了，但现在还不能进入房间，因消毒完要开窗通风至少要30min，30min以后我会过来给您关上窗户的，然后再进屋。好吗？

王奶奶：好的。

（技能：护理员对房间物品表面、地面等按要求进行消毒。）

护理员：王奶奶，现在消毒已经完毕了，时间也过了30min了，我帮您关上窗户吧？

王奶奶：好的，小李，关上吧！化学消毒还真有不少学问呢，尤其是毒性，可真得注意呢！

护理员：是呀，王奶奶，要不我给您介绍一下有关化学消毒灭菌的一些知识吧，以便我们日后更好地使用这些方法。顺便我给您制作一个知识宣传卡片，您什么时候想看了或忘记的时候随时都可以拿来看看，好吗？

王奶奶：好的，小李，我正想了解一下呢，我感觉这些方法应该是挺实用的。

（技能：给老年人做好化学消毒试剂的知识健康宣教，并制作健康宣传卡片。）

护理员：王奶奶您听明白了吗？那您先休息，我就不打扰您了。有事您就叫我，我也会经常看您的，再见！

能力测评

项　　目	考核标准	练习评价			改进措施
		个人	小组	教师	
知识学习（25分）	说出化学消毒试剂的种类、消毒效果和效力（5分）说出"84"消毒液的使用方法（5分）说出过氧乙酸的消毒方法（5分）说出化学消毒试剂的使用原则（5分）说出消毒灭菌法的选用原则（5分）回答熟练、全面、正确				

续表

项　目	考核标准	练习评价			改进措施
		个人	小组	教师	
技能要求（50分）	能正确进行"六步洗手法"，保证手部每一部位清洗到位，使手部不再"二次"污染（3分） 能正确分清口罩的结构，并正确佩戴（3分） 能正确配置消毒溶液，不浪费溶液、配置浓度或剂量准确（10分） 能用纸法监测消毒溶液的浓度是否达标，颜色对比正确（3分） 能根据消毒的对象不同选择合适的消毒溶液，包括空间、衣物、墙面、餐具等（6分） 能正确应用擦拭法，保证物品各个面均接触消毒液（5分） 能正确使用擦拭法，擦拭的力度、面积要到位（5分） 能正确使用喷雾法，喷洒均匀，不留死角（5分） 能正确使用熏蒸法消毒，保证时间和火候，在熏蒸过程中全面观察（5分） 能为老年人实施健康宣教，重点是自我防护知识（5分） 操作要娴熟、正确、到位				
职业态度（25分）	准备要充分，评估全面（8分） 配置和使用化学消毒试剂有自我防护意识（9分） 向老年人宣教时方法多样、讲解细致（8分）				
总分（100分）					

综合实训任务

　　王奶奶，住在养老院里。为了进一步提高居室的环境质量，护理员现在要对王奶奶的居室进行消毒灭菌，包括空气的消毒和居室内物品的消毒。空气消毒选择紫外线消毒法，物品消毒时要求护理员根据物品的性能，合理选择消毒灭菌的方法，并正确进行消毒灭菌工作。在操作过程中既要达到消毒的效果，还要做好老年人和自身的消毒防护工作。

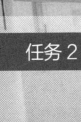

任务 2

老年人用药照料

护理员不仅是给药的直接执行者，还是药物作用的观察者和老年人合理用药的指导者。护理员需掌握各类药物的相关知识，严格执行用药制度，并根据老年人的生理特点，安全、准确地对老年人用药进行照料。其中包括老年人药物保管、协助老年人口服给药、眼耳鼻喉用药和雾化吸入给药等，对于易发生压疮的老年人也要进行基本的预防和护理。

子任务 1　药物保管及服用护理

学习目标

知识目标	知道老年人用药的原则、用药特点以及用药后的不良反应
能力目标	会正确对老年人进行用药指导
态度目标	态度认真细致、对老年人负责、尊重

情景导入

罗奶奶，73岁，生活基本能够自理，患有高血压、冠心病20余年。需要长期服用一些药物。现由护理员协助罗奶奶正确保管药物，以免失效，同时协助罗奶奶正确服用药物。

问题讨论

1. 老年人常用的药物有哪些？用药的基本原则是什么？

2. 老年人常用的药物如何保管？

3. 作为一名护理员，我们应该怎样对罗奶奶进行用药指导？

方 法 指 导

　　按照护理程序科学完成此次任务,在完成的过程中评估要全面仔细,尤其是老年人的身体状况。准备要充分,注重细节,以免发生安全隐患。不可忽视老年人服药后的副作用,并且全面评价整个护理过程,既要达到服药后药物的治疗效果,同时要注意药物的不良反应,而且要保证老年人服药安全,也就是说要合理、安全、高效。

知 识 学 习

1. 护理员安全用药原则

　　(1)遵医嘱用药。不可擅自用药或盲目用药,有疑问及时请教医生。

　　(2)严格查对。服药前、中、后均要检查,检查的内容包括姓名、床号、药名、剂量、浓度、时间、用法、有效期等。

　　(3)安全用药。做到"五准确",即将检查好的药物在准确的时间,通过准确的途径,把准确剂量和准确浓度的药物给予准确的老年人。

　　(4)观察用药后的反应。观察用药后的反应并及时做好记录。

2. 老年人常用药物的基本知识

1)老年人常用药物的种类及护理要点

　　(1)心血管系统药:硝酸甘油、速效救心丸、消心痛等;让老年人随身携带,尤其速效救心丸是心绞痛急性发作的首选药。

　　(2)降压药:卡托普利、倍他乐克、硝苯地平、氨氯地平(络活喜)、氯沙坦等;用药前应了解老年人的基础血压,防止血压降得过快或过低,造成脑血流量的不足而引起头晕、低血压或诱发脑梗死。

　　(3)降糖药:磺脲类、二甲双胍类、格列奈类、胰岛素增敏剂等;严格服药时间,注意低血糖等并发症,叮嘱老年人外出时要随身携带糖果。

　　(4)平喘止咳药:沙丁胺醇气雾剂、鲜竹沥口服液、止咳糖浆等;用药期间定期雾化,保持老年人气道湿润,利于排痰。

2)老年人常用药物的剂型及服用方法

　　(1)口含片:多用于口腔及咽喉疾患,如西瓜霜润喉片、金嗓子喉宝、草珊瑚含片、华素片等,使用时应在口腔内含化,不可咀嚼、吞咽,不可饮水。

（2）舌下含片：如硝酸甘油，使用时将药片放在舌下，利用唾液将药片溶解后通过舌下黏膜或舌下腺吸收。

（3）口服片剂：多采用吞服，将完整的药物放入口腔用温水送入胃内，在胃肠中吸收。

（4）口服胶囊：服用时应整粒吞服，不可将胶囊皮掰开吞入或开水冲服。

（5）口服溶液：多见于止咳糖浆，如川贝枇杷液、急支糖浆等，服用后药物会在咽喉部黏膜表面形成保护膜，对呼吸道起安抚作用，服用后不宜立即饮水，也不可用温水送服。以免冲淡药物，降低药效。

（6）其他：含黏质较多的酵母片要嚼碎后吞下；肠溶片应吞服，防止有效成分被胃酸破坏。

3. 协助老年人服药的基本知识

1）指导老年人正确服药

（1）体位。指导老年人应采取既便于吞服又不易导致误吸的体位，常取立位、坐位，病重者取半卧位。

（2）途径。药物要用温水送服，不要用牛奶、果汁、酒类送服；口服用药后，应及时漱口消除口腔的不适。

（3）时间。不同的药物均有各自的最佳吸收和作用时间，如催眠药，止泻药在睡前服；利尿及泻剂要清晨或白天服；失效快的药，间隔时间应短，如四环素类，失效慢的药间隔时间应长，如长效消心痛两次服药时间需间隔12h。

（4）饮食。老年人服药期间，一些食物或味品会对药效产生一定的影响，应加强老年用药期间饮食的指导。服用保钾利尿剂如螺内酯、氨苯蝶呤等，忌进食香蕉、葡萄、海带等含钾高的食物，以免引起高血钾等。

（5）方法。自理能力差的老年人及吞咽困难或神志不清的老年人，多通过鼻饲法给药；且必须研细后方可调制成液状灌入，灌药前、后均应灌入适量温开水，以免堵塞鼻饲管。对肢体障碍、精神疾患的老年人要送药到口，确认老年人服下后才能离开。

2）如果老年人服药后出现不良反应，应立即进行观察与记录。常见的药物不良反应有毒、副反应及过敏反应等。

（1）胃肠道反应：恶心、呕吐、腹泻、便秘等，如阿司匹林、消炎痛等。

（2）循环系统反应：头晕心慌、脉搏细速，血压下降等，如服用洋地黄类药物需测量心率。

（3）神经系统反应：头晕、头痛、乏力、失眠等，如胃复安、安定、氯丙嗪等。

（4）泌尿系统反应：出现排尿困难、血尿等，如新霉素、链霉素等。

（5）过敏反应：皮肤出现皮疹、荨麻疹、瘙痒等；呼吸道阻塞，呼吸困难、胸闷等；循环系统障碍，面色苍白、畏寒、冷汗等；中枢神经症状，烦躁不安、意识改变、昏迷、抽搐等表现，如青霉素、部分头孢类药物。

老年人服药期间一旦发生药物不良反应，立即停药，协助老年人平卧，有条件的可进行吸氧，无条件的可开窗通风保持气流通畅，若发生心跳呼吸停止立即实施心肺复苏术；报告医生和家属，保留余药，将老年人的反应详细、全面地予以记录。

4. 药物保管的基本知识

1）药物保管的基本方法

（1）药柜或药箱的要求。药柜应放在通风、干燥光线明亮处，避免阳光直射，保持清洁；若老年人药物少也可放在药箱内，药箱空间合适、材料结实。

（2）药品放置要求。药物应按不同剂型分类保管，并根据有效期的先后顺序摆放、使用，定期检查药物以防失效。

（3）不同药物应有明显的标识。内服药、外用药、剧毒药与麻醉药要分别进行标识，以免混淆。一般内服药贴蓝色标签，外用药贴红色标签，剧毒药和麻醉药贴黑色标签。尤其剧毒药和麻醉药以及贵重药物还要加锁保管，专人保管，严格交接。

（4）立即停止使用的情况。凡药物标签脱落或模糊不清，药物失效、药物变质均不可使用。

（5）药物性质不同采用的保管方法不同。

易被热破坏的药物：如疫苗、蛋白、胰岛素等应置2~10℃的冰箱内冷藏。

易氧化和遇光变质的药物：如氨茶碱、维生素 C 等应装有色密闭瓶内，放置阴凉处。

易风化、潮解、挥发的药物：各种糖衣片、酵母片、乙醇等应装在密闭瓶内，用后盖紧瓶盖。

易燃易爆的药物：如乙醇、环氧乙烷等应单独存放，远离明火、置于阴凉处。

2）正确识别药物变质

（1）片剂表面出现花斑、发黄、发霉、松散或有新的结晶体产生，不得服用。

（2）糖衣片表面褪色、出现花斑或黑色、崩裂、粘连、发霉，不得服用。

（3）胶囊剂外壳软化、变形、碎裂、表面粘连，不得服用。

（4）丸剂变形、变色、变硬、发霉，不得服用。

（5）注射剂颜色变深，出现杂质、浑浊、沉淀、絮状物、分层等均提示已变质，不得再用。若发现粉剂结块、变色、潮解也不能再使用。

操作步骤（协助老年人服用药物）

1. 准备

（1）确保老年人理解用药的目的，了解所用药物的相关知识并能积极配合；确保老年人无口腔、食管疾患，无吞咽困难及呕吐；服药能否自理以及对给药的合作程度。

（2）护理员应了解老年人年龄、病情及治疗情况；着装整齐、洗手、戴口罩；熟悉药物的药理作用及用法，给老年人解释用药的目的及注意事项。

（3）护理员应确保备药的环境安静、整洁、光线适宜；调节好房间的温、湿度。

（4）用物准备包括：发药车、药物、药盘、药杯、量杯、滴管、研钵、湿纱布、包药纸、饮水管、服药本、小药卡、治疗巾、水壶（内盛温开水）。保证药物质量，药盘、药杯清洁干净，量杯刻度清晰，所有用物均符合要求。

2. 实施

实施操作见表2-1。

表 2-1　护理员协助老年人服药操作实施

环　节	步　骤	要点说明
操作前	备药前，护理员应洗手戴口罩；核对药卡与服药本；对照服药本上床号、姓名、药名、浓度、剂量、时间配药	严格无菌操作；执行查对制度；如药卡字迹不清，需要重新填写
	取药：根据不同药物剂型采取相应的取药方法	
	固体药用药匙取	药物需碾碎时，在研钵内碾碎粉剂、含化片用纸包好，放入药杯
	液体药用量杯量取（图2-1）将药液倒入药杯	使药液水平与量杯刻度同高，保证剂量准确，不同的药物分别倒入不同的药杯，以免发生化学反应
	粉剂用水融化后摇匀	

续表

环　节	步　骤	要点说明
操作前	油剂、按滴计算的药液或药物不足 1mL 时，用滴管吸取药液。盛药前药杯内倒入少量温开水	1mL 以 15 滴计算，吸药时勿将药液吸至橡皮球内，以免药液黏附杯壁
操作中	洗手，与另一名护理员重新核对	确认无误后再发药
	礼貌称呼老年人，向老年人解释已到服药的时间，将备好的温开水、纸巾和已经配好的药物（放在药杯内）拿至老年人的床边	避免发错
	拿出老年人需服用的药物，与老年人共同核对需服用的药名、剂量并检查药物的质量	再次确认无误
	协助老年人取坐位或站位（对于卧床老年人需协助其坐起，背后垫软枕），帮助老年人先喝适量温开水（滑润口腔和食道），将药片（丸、水剂等）放入老年人口内舌上，帮助老年人饮温开水将药咽下（饮水不得少于 100mL）（图 2-2）	能自理者，给其倒水服药后离开；不能自理者应喂服；鼻饲者，将药物碾碎
操作后	服药后协助老年人擦净面颊部，协助老年人取舒适体位，清洁药盘	一次性药杯集中消毒后按相应的规定处理
	随时观察病人服药后的反应	体现爱伤观念
	服药后再次查对所服的药物是否正确，确认无误后整理物品，所用物品放回原处	严格执行"三查七对"
	整理老年人的床铺、床旁桌及药瓶，洗净药杯（小勺），洗手	保证老年人舒适

3. 评价

（1）结构评价。充分、有效地运用了应有的护理资源，同时也没有牵扯和浪费到其他多余的用物，老年人理解口服给药的目的及药物作用的相关知识，愿意接受并配合，操作虽要求较高但并不复杂，护理员自己即可完成，人力、物力调配合理。

（2）过程评价。操作过程轻柔、熟练。通过沟通，老年人理解并愿意、主动配合操作，满足了老年人的需求；整项护理任务按规范实施。

（3）结果评价。正确协助老年人口服给药，未发生不良反应。

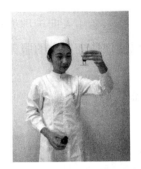

图 2-1　液体药用量杯量取

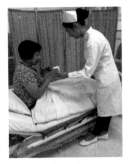

图 2-2　协助老年人服药

知识拓展

1. 医院临床常用给药的外文缩写与中文名

见表 2-2。

表 2-2　医院临床常用给药的外文缩写与中文名

拉丁或英文缩写	中文意译	拉丁或英文缩写	中文意译
am	上午	q4h	每 4 小时一次
pm	下午	mg	毫克
12n	中午 12 时	mL	毫升
12mn	午夜 12 时	g	克
qd	每日 1 次	po.	口服
bid	每日 2 次	prn.	必要时（长期医嘱）
tid	每日 3 次	sos.	需要时（限用一次）
qid	每日 4 次	st	立即
qn	每晚 1 次	ac	饭前
qh	每小时 1 次	pc	饭后
q6h	每 6 小时 1 次	hs	临睡时

2. 如何训练老年人自我服药的能力

对于具备一定活动能力的老年人，尽可能鼓励老年人自己用药。这时需要耐心、细致地对老年人进行必要的指导、培训。一般可以采取如下方法。

第一天：教老年人自己看药物标签，阅读说明书；护理员解释药物的作用，检查老年人对药物的认识水平。

第二天：把药瓶交给老年人，让其自己服用，要求老年人向护理员陈述出药物的用法、时间、注意事项及药物的不良反应，以便评估老年人的服药态度和服药能力。

第三天：将药物留在老年人处，继续观察老年人服药情况，必要时提醒、鼓励老年人。

第四天：护理员再次全面检查、评估老年人服药的自主性。

护 理 新 进 展

服药提醒器是一种提醒老年人按时服药的装置，小巧轻便，易于携带，具有定时及语音呼叫功能，能有效帮助老年人解决忘记按时服药的问题，越来越受到老年人们的青睐，如图 2-3 所示。

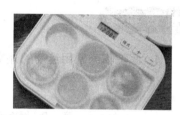

图 2-3　服药提醒器

实 训 演 练

1. 知识型任务训练

训练题目如下。

（1）老年人常用的药物有哪些？

（2）给药的原则是什么？

（3）如何安全正确地给老年人用药？

（4）常用的药物如何保管？

2. 技能型任务训练

训练举例如下。

护理员：奶奶，您好！我是王月，您的责任护理员，能告诉我您的姓名吗？

李奶奶：李梅。

护理员：哦，姓名是对的。李奶奶，又到服药时间了，还是医生给您开的抗生素和止咳糖浆，药物质量和服药时间我都核对过了，我们再核对一遍好吗？

李奶奶：好的。

（技能：护理员再次核对。）

护理员：李奶奶，现在开始吃药，这是消炎药罗红霉素片剂，对胃黏膜有刺激，最好饭后服用；还有这个止咳糖浆，对呼吸道黏膜有安抚作用，吃药后不宜立即饮水，以免冲淡药液。

李奶奶：好的，谢谢你！

护理员：李奶奶，我先扶您坐起来吧？

（扶老年人坐起，采取合适体位，协助李奶奶服罗红霉素片剂。）

护理员：好的，奶奶，赶紧喝水，水温合适吗？

护理员：该喝止咳糖浆了，味道不是太好，您稍微忍耐一下，但千万不能立刻喝水！

李奶奶：好的。

护理员：那您好好休息，我过会再来看您！

护理员：不客气，奶奶，这是我应该做的。奶奶您先休息，我不打扰了，有事您就叫我，我也会经常来看您的，再见！

能力测评

项　　目	考核标准	练习评价			改进措施
		个人	小组	教师	
知识学习（29分）	说出药物的种类（5分） 说出药物的保管原则（5分） 说出老年人常用的药物有哪些（5分） 说出老年人用药的原则（6分） 说出老年人用药的注意事项（8分） 回答熟练、全面、正确				
技能要求（37分）	能正确为老年人取药，剂量准确、方法得当（7分） 能全面、正确评估老年人服药的能力（5分） 能正确为老年人安置卧位，保证舒适，动作轻柔（8分） 能正确帮助老年人服药，包括为鼻饲老年人服药时，能正确将药物碾碎，温开水融化（10分） 能正确保管药物，符合药物性质，保证质量（7分） 操作要娴熟、正确、到位				

续表

项　目	考核标准	练习评价			改进措施
		个人	小组	教师	
职业态度（34分）	体现爱伤观念（10分） 用爱心、耐心、细心对待每一位老年人（10分） 展现良好的仪表仪态，微笑亲切（7分） 与老年人沟通有效，讲解清晰、简练（7分）				
总分（100分）					

子任务2　雾化吸入法给药护理

学习目标

知识目标	知道雾化吸入器的构造及常用的药物
能力目标	会正确使用超声波雾化吸入器实施给药
态度目标	通过学习与实践，培养护生尊老、爱老、助老理念，严谨、认真的工作作风及与人合作、沟通的能力

情景导入

　　王爷爷，70岁，吸烟40余年，有慢性支气管炎病史。近日受凉后，出现咳嗽，咳痰，痰液淡黄色，浓稠，不易咳出，老年人感觉痛苦。遵医嘱给予雾化吸入，接下来由护理员协助老年人雾化吸入。

问题讨论

　　1. 雾化吸入法有哪些？

　　2. 为老年人做雾化吸入的注意事项有哪些？

　　3. 常用什么药物做雾化吸入？

方 法 指 导

按照护理程序科学完成此次任务，在完成的过程中评估要全面仔细，尤其是老年人的身体状况；准备要充分，注重细节，以免发生安全隐患；操作时考虑周全，雾化吸入时，雾量大小要合适，全面评价整个护理过程，即是否做到合理、安全、高效。

知 识 学 习

1. 雾化吸入法基本知识

雾化吸入法是将药液以气雾状喷出，通过吸气进入老年人的支气管和肺泡，已达到局部或全身治疗效果。

1) 雾化吸入的作用

（1）湿化呼吸道，稀释痰液，祛痰，改善通气功能。常用于气管切开术后、痰液黏稠等。

（2）预防和控制呼吸道感染，减轻黏膜水肿，用于胸部手术前后、呼吸道感染等。

（3）消除支气管痉挛，使气道通畅，改善通气状况，常用于患有支气管哮喘等病症老年人。

（4）治疗肺癌，可间歇吸入抗癌药物以达到治疗效果。

2) 常用的雾化吸入药物

（1）控制呼吸道感染、消除炎症：常用庆大霉素、卡那霉素等抗生素。

（2）稀释痰液、帮助祛痰：α-糜蛋白酶、盐酸氨溴索口服溶液稀释痰液，祛痰。

（3）解除支气管痉挛：常用氨茶碱、沙丁胺醇、舒喘灵等。

（4）消除呼吸道炎症反应：激素类药物，如布地奈德、地塞米松等用于减轻黏膜水肿等。

3) 常用的雾化吸入方法

（1）超声雾化吸入法：雾量大小可以调节，雾滴小而均匀，直径小于 5μm，感觉温暖舒适，治疗效果好，药液可被吸入到终末细支气管和肺泡，是老年人最常用、效果最好的方法。

（2）氧气雾化吸入法：常应用于咽喉炎、支气管炎、支气管扩张、支气管哮喘、肺炎等，该方法为老年人常选的方法。

（3）手压式雾化吸入法：雾滴直径为 2.8~4.3μm，喷出速度快，80%雾滴会直接喷洒到口腔及咽部黏膜吸收，操作简单、携带方便、老年人可自行使用。

（4）空气压缩式吸入法：气雾的直径小于 3μm，使用方便，易于清洗消毒，适用于各段年龄的老年人，治疗时间短，药物浪费少。

2. 雾化吸入器的基本知识

1）常用的雾化吸入器

见表 2-3。

表 2-3　常用的雾化吸入器

雾化吸入器类型	使用注意事项
超声波雾化吸入器 （图 2-4）	水槽内保持足够水量，不可在缺水状态下长时间开机；切忌加温水或热水； 一般每次定时 15~20min，连续使用雾化器时，中间需间隙 30min。 雾化罐底部的透声膜质地薄而脆易碎，操作及清洗时动作轻柔，以防损坏； 水槽内水温不能超过 50℃，如发现水温过高或水量不足，应关机，更换或加入冷蒸馏水； 操作中随时注意观察老年人的反应，如老年人感觉不舒适应停止
氧气雾化吸入器 （图 2-5）	注意用氧安全，湿化瓶内勿放水，以免药液被稀释影响疗效
空气压缩雾化吸入器 （图 2-6）	使用空气压缩式吸入器时，压缩机放在平稳处，头不要放在毛毯或织物上；治疗过程中密切观察老年人的病情变化，如有不适可暂停，适当休息，或平静呼吸；如有痰液要叮嘱老年人咳出，不能咽下。使用还要定期检查空气压缩机的空气过滤器内芯，喷雾器要定期清洗，一旦堵塞，应反复清洗，必要时更换
手压式雾化吸入器 （图 2-7）	使用手压式雾化吸入器尽量延长吸气的时间；每次 1~2 喷，两次使用间隔不少于 3~4h

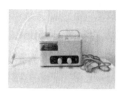

图 2-4　超声雾化
吸入器

图 2-5　氧气雾化
吸入器

图 2-6　空气压缩
雾化吸入器

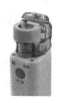

图 2-7　手压式雾化
吸入器

操作步骤

1. 准备

（1）确保老年人理解雾化吸入的目的，能够积极配合护理员，取舒适体位，如坐位或卧位。

（2）护理员应熟悉药物的用法及药理作用，熟练使用超声波雾化吸入器。护理员应了解老年人的身体状况，包括老年人的年龄、病情、治疗情况、老年人呼吸道是否通畅，有无支气管痉挛、呼吸道黏膜水肿、痰液阻塞等；还应着装整齐、洗手、戴口罩。

（3）护理员确保环境安静整洁安全，光线、温湿度适宜；氧气雾化吸入法要避开火源。

（4）用物准备的具体情况如下。

① 超声波雾化吸入法：雾化吸入器一套；常用的药物、生理盐水 50mL；注射器、水温计、弯盘、蒸馏水、毛巾、纱布。

② 氧气雾化吸入法：氧气雾化吸入装置一套（雾化药液罐、管道）；氧气吸入装置一套（取下湿化瓶）并按医嘱准备药液；注射器、蒸馏水、治疗巾或老年人毛巾。

③ 空气压缩雾化吸入法：压缩雾化吸入器一套、药物、纱布、治疗巾、弯盘、电源插座。

④ 手压式雾化吸入法：手压式雾化吸入器一套。

2. 实施

（1）超声波雾化吸入法，如表 2-4 所示。

表 2-4　超声波雾化吸入实施

环　节	步　骤	要点说明
操作前	准备雾化器、洗手	水槽内加冷蒸馏水，液面高度约 3cm，要求浸没雾化罐底部的透声膜，核对机器型号
	准备药液	将药液用生理盐水稀释至 30~50mL，倒入雾化罐内，检查无漏水后，放入水槽中，盖紧水槽盖
	核对床号、姓名	严格执行查对制度
	解释	向老年人及家属解释吸入目的

续表

环 节	步 骤	要点说明
操作中	让老年人深呼吸	调整定时开关至所需时间（一般 15~20min）打开电源开关和雾量开关，调节雾量
	吸入药物、核对	注意观察老年人反应及装置情况，再次核对
操作后	关机	摘下口含嘴或面罩，先关雾量开关，后关电源开关，拔下插头
	整理	动作轻柔，擦干老年人面部，帮助取舒适卧位，并协助排痰，将呼叫器置于易取处。将水槽中的水倒出，用纱布擦净
	观察记录	药杯、药杯罐、口含嘴、面罩及螺纹管浸泡消毒1h，清洗擦干后备用；记录雾化时间并签名；观察药物疗效及反应，若有异常，及时报告医生，酌情处理并记录

（2）氧气雾化吸入法如表 2-5 所示。

表 2-5 氧气雾化吸入实施

环 节	步 骤	要点说明
操作前	遵医嘱稀释药液至 5mL，注入雾化吸入器的球形管内	
	携用物至老年人处，核对床号、姓名	严格执行查对制度
	向老年人及家属解释目的、注意事项	取得配合
	病室内勿吸烟	氧气易燃，注意严禁接触烟火及易燃品
操作中	将雾化器的 A 管口与氧气管口连接，调节氧流量至 6~8L/min，嘱老年人漱口以清洁口腔，取舒适体位	氧流量按照要求准确调节
	老年人持雾化器，将 E 管口放入口中，吸气时用手堵住 B 管口，呼气时将手指移开，如此反复，直至药液吸完	防止药液丢失，如老年人感到疲劳，可放松手指，休息片刻再进行吸入，直到药液喷完为止，一般 10~15min 即可将5mL 药液雾化完毕
操作后	取出雾化器，关闭氧气开关，协助老年人清洁口腔，整理床单位，清理用物	一次性雾化器用后按规定处理，将雾化器放消毒液中浸泡 30min，然后再清洁、擦干、物归原处，备用

（3）空气压缩雾化吸入法，如表2-6所示。

表 2-6　空气压缩雾化吸入实施

环　　节	步　　骤	要点说明
操作前	洗手、戴口罩，检查并连接压缩雾化吸入器的电源，关上开关。遵医嘱抽吸药液并注入药杯内，不超过规定的刻度，连接喷雾器与压缩机	使用前先检查吸入器连接是否完好
	携用物至老年人床旁，再次核对解释	严格执行查对制度
	使老年人取舒适卧位，治疗巾铺于颌下，教老年人缓慢地深吸气，屏息片刻，再慢慢地轻呼气	使药液充分到达支气管、肺部，更好地发挥药效
操作中	接通电源，打开压缩机，调节雾量，嘱老年人握紧口含器，指导其雾化吸入	压缩机放置在平整稳定的物体上，雾化时间10~15min
	治疗完毕，去下口含器，关闭电源开关	雾化器冒出的烟雾变得不规则时，停止治疗
操作后	协助老年人清洁口腔，整理床单位，清理用物	用物按消毒隔离原则处理，定期检查压缩机的空气过滤器内芯
	观察、记录	

（4）手压式雾化吸入法如表2-7所示。

表 2-7　手压式雾化吸入实施

环　　节	步　　骤	要点说明
操作前	洗手戴口罩，遵医嘱准备手压式雾化吸入器	使用前检查雾化器是否完好
	核对、解释携用物至老年人处	严格执行查对制度
	取下雾化器的保护盖，充分摇匀药液	
操作中	协助老年人取舒适卧位，将雾化器倒置，接口端放入口中。在吸气开始时，按压雾化器顶部，喷药、屏气、呼气，如此反复1~2次	紧闭嘴唇，尽可能延长屏气时间
操作后	取出雾化器，协助老年人清洁口腔，整理床单位，清理用物	用物按有关规定处理
	观察雾化吸入的效果	
	洗手并记录	

3. 评价

（1）结构评价。充分、有效地运用了应有的护理资源，护理员操作正确无误。操作虽要求较高但不复杂，护理员自己即可完成，人力、物力调配合理。

（2）过程评价。通过沟通老年人理解并愿意、主动配合操作，满足了老年人的需求；护理技术运用适当完善、及时；整项护理任务按照护理程序规范实施。

（3）结果评价。达到了预期疗效，无不良反应。

知识拓展

雾化吸入是一种广泛用于支气管哮喘、慢性阻塞性肺病的治疗方法，但使用不当也会引起一些并发症的发生，如过敏反应、感染、呼吸困难、缺氧及二氧化碳潴留、呼吸暂停、呃逆、哮喘发作和加重等。这些都要求护理员在雾化前询问老年人有无药物过敏史，确保用物安全；雾化过程中密切观察老年人反应，雾化后严格按要求消毒用物；一旦有异常情况及时通知医生和家属，配合抢救。

护理新进展

吸入疗法历史较长，现代吸入疗法可追溯到20世纪50年代，随着雾化吸入在疾病治疗中的广泛应用，也出现了种类繁多的雾化吸入器，除了超声雾化吸入器、喷射雾化吸入器、振动筛雾化器和定量液体吸入器外，也出现了一些新型的雾化器，如智能型雾化器。智能型雾化器可根据患者的呼吸模式控制剂量，而且雾化过程只发生在吸气的前半段，保证药物充分沉淀在肺部并吸收，明显缓解了原来呼吸困难的症状。

虽然有了多样的雾化吸入器，但是在治疗期内只能传递一个剂量药物，因此如何能传递多种药物，同时保证智能化和精确定量成为目前研制新型雾化器的方向。

实训演练

1. 知识型任务训练

训练题目如下。

（1）什么是雾化吸入？

（2）雾化吸入的目的、常用药物有哪些？

（3）常用的雾化吸入的方法有哪些？

（4）用雾化吸入器应该注意哪些问题？

2. 技能型任务训练

训练举例如下。

护理员：王爷爷，您好！我是李婷，为了缓解您的呼吸困难症状，现在我要给您做雾化吸入，您能理解并配合我吗？

王爷爷：理解。小李，我最近哮喘又犯了，总是憋得难受，痰也吐不出来，快点给我治疗吧。

护理员：那好王爷爷，做雾化吸入是很安全的操作，此方法简便且效果不错。

王爷爷：哦，挺好，不会有危险吧？

护理员：您放心爷爷，这种操作比较安全，就是通过您的鼻孔或者口腔将药液吸入肺内，不会对身体带来创伤，您放心！您能理解吗？

王爷爷：哦。那得待多长时间呀？时间长了可不行，我还想休息会。

护理员：您放心，很快，就 15~20min。

王爷爷：那可以。

护理员：爷爷，我先准备一下，请您稍等！

王爷爷：好的，不急。

（技能：护理员把雾化吸入器认真检查了一遍，用物准备齐全。）

（边操作边口述知识要点）

护理员：王爷爷，我准备好了，我现在给您吸上好吗？

王爷爷：好的！

护理员：王爷爷，已经给您吸上了，这样的雾量您觉得合适吗？

王爷爷：可以的。

护理员：那好的，爷爷，在吸入过程中，请您不要随意调节雾量大小和定时开关。如果您感到不适，请及时叫我。

王爷爷：好的。

护理员：爷爷，您还有其他什么需要吗？

王爷爷：没有了。

护理员：王爷爷，您先休息，我给您设定的时间是 20min，我过会就来看您，我把呼叫器放在您枕边了，如果有不适，请及时按呼叫器。我就不打扰您了，再见！

能力测评

评价内容（总分100分）		练习评价			改进措施
		个人	小组	教师	
知识学习（33分）	说出雾化吸入的种类（5分） 说出雾化吸入常用的药物（5分） 说出雾化吸入的目的（10分） 说出雾化吸入的注意事项（8分） 说出常用雾化吸入的方法和各自特点（5分）； 回答熟练、全面、正确				
技能要求（38分）	能正确操作超声波雾化吸入器，检查到位，保护透声膜、晶体换能器（10分） 能全面正确评估老年人（5分） 能正确为老年人摆雾化吸入体位（8分） 能正确擦洗老年人口面部，动作轻柔，保证清洁（10分） 能正确对用过后的雾化吸入器经行清洗、消毒（5分）； 操作要娴熟、正确、到位				
职业态度（29分）	体现出对老年人的关心，保持爱伤观念（10分） 一视同仁，不嫌弃老年人（8分） 展现良好的仪表仪态（6分） 与老年人以及家属沟通有效（5分）				

子任务3　眼、耳、鼻、喉给药法护理

学习目标

知识目标	知道眼、耳、鼻、喉用药知识和护理方法
能力目标	能够为老年人应用眼、耳、鼻、喉等外用药
态度目标	严格无菌观念、工作耐心细致

　　李奶奶，70岁，近期右眼患角膜炎，同时患有左耳慢性化脓性中耳炎、慢性鼻窦炎以及咽炎。现在要求养老护理员对李奶奶患病部位用药护理，同时向李奶奶宣教眼耳鼻喉用药和防病知识。

问 题 讨 论

　　1. 老年人眼、耳、鼻、喉用药操作步骤有哪些？

　　2. 老年人眼、耳、鼻、喉用药时有哪些特殊的注意事项？

方 法 指 导

　　按照护理程序科学完成此次任务。首先，要全面评估老年人疾患状况以及身体其他健康状况，以便采取正确的护理治疗措施；其次，根据老年人的需要协助老年人做好身体和心理上的充分准备，注重准备细节；再次，操作时动作轻柔、规范，态度亲切，向老年人宣讲用药和防治知识，对老年人给予心理支持；最后，全面评价整个用药护理过程，观察用药效果，保证用药安全、准确。

知 识 学 习

　　1. 眼部用药的注意事项

　　眼部用药是将药物直接用于结膜囊内，用于预防、治疗眼部疾病、散瞳、缩瞳及表面麻醉等。老年人是青光眼、白内障的高发人群，因此眼部用药较为频繁。眼部用药通常有涂眼药膏和滴眼药水两种方法。应用时注意以下问题。

　　（1）如眼部有分泌物，应用棉签或消毒过的手帕将分泌物擦去再用药。

　　（2）双眼滴药时，先滴健眼，再滴患眼。单眼患病，滴眼时，应将头部稍偏向患眼侧，以防药液顺鼻根部流入健眼而导致意外或交叉感染。

　　（3）眼药水不能直接滴在角膜面。因角膜感觉灵敏，受药液刺激会引起反射性闭眼，将药液挤出眼外，浪费了药液，达不到治疗的目的。

　　（4）忌压迫眼球，以免造成严重角膜溃疡引起穿孔或加重病情。

　　（5）滴药时滴管或眼药瓶距眼睑1~2cm，不要使其触及眼睫毛，以防感染。

　　（6）滴眼药水后，压迫内侧眼角泪囊区 2~3min，以免药液经泪囊流入鼻腔引起不适。

（7）多种眼药水不可同时滴入，需将时间间隔开。易沉淀的眼药水滴前应充分摇匀再用。眼药水、膏不能与其他药水、膏存放在一起，以免拿错，误滴入眼。

2. 耳部用药的注意事项

耳内用药是将药物直接滴入耳内，用于软化耵聍，治疗局部疾患如中耳炎、外耳道炎症等目的。应用时注意以下问题。

（1）滴药前用消毒棉签拭干外耳道分泌物，否则滴入的药液会被分泌物阻隔或稀释，从而使药物作用减弱或失效。操作过程中动作要轻柔。

（2）药液的温度应接近体温，过冷时需要稍加温，以免因冷刺激鼓膜或内耳，引起眩晕、恶心等反应。滴耳药的加温很简单，只需将药液滴在耳郭腔，使其沿外耳道壁缓慢流入耳底，药液自会温暖。切忌将药直接滴到鼓膜上。

（3）注意观察老年人用药后的反应，如有不适应停止。

（4）滴管不可接触外耳道壁，以免污染药液。

3. 鼻腔用药的注意事项

鼻腔用药是将药物直接作用于鼻腔，用于收缩或湿润鼻腔黏膜，达到通气、引流和消炎等目的。应用时注意以下问题。

（1）滴药后应休息 3~5min 方可起床，以免药液流出或流入咽部引起不适。

（2）滴药时滴管或药瓶应放于鼻孔上方，不可接触鼻孔以免污染药液。

（3）鼻腔喷药时告知老年人轻吸气，利于药物进入鼻腔。

（4）操作中动作要轻柔，注意老年人体位的舒适、安全，观察老年人用药后的反应。

（5）不可用油剂滴鼻，以免吸入肺内，刺激呼吸道。血管收缩剂（如麻黄碱）不能连续使用 3 天以上，否则会出现反跳性充血，使黏膜充血加剧。

4. 喉部用药的注意事项

临床用于治疗咽喉疾患的用药方法有含漱法、咽部涂抹法、喷雾法等。喷雾法时应注意喷雾器的头端应能转动，以适宜向各个方向喷洒。喷药后嘱老年人不宜立即进食或漱口。

操作步骤

1. 准备

（1）确保老年人理解操作目的、愿意配合操作。通过护理员的讲解宣教，让老年人掌握一定的眼耳鼻喉给药法的相关知识。

（2）护理员应先了解老年人身体状况：老年人的年龄、病情、身体活动度、自理能力等。护理员着装整洁，洗净并温暖双手。

（3）环境应保持其清洁、整齐和舒适。护理员调节好房间的温湿度，适宜的温湿度对老年人疾病的恢复有促进作用，因此老年人居室应配备温度计和湿度计，以便增加护理的舒适度。

（4）根据病情需要准备眼药水、眼膏、滴耳药、滴鼻剂、喷鼻剂、含漱液、含漱片、喷雾器、棉签、棉球等，并与老年人共同检查其药物的名称、质量和有效期。

2. 实施

（1）眼部用药法

实施步骤见表 2-8。

表 2-8　眼部用药实施

环　节	步　骤	要点说明
操作前	解释沟通：向老年人解释操作方法，待老年人同意后进行操作	与老年人共同查对药物的名称及质量
	采取姿势：让老年人取坐位或仰卧位，头略后仰，眼向上看	如眼部有分泌物，应用棉签将分泌物擦去再用药
操作中	1. 涂眼药膏法 （1）软管法和玻璃棒法的具体操作如下。 ① 软管法：护理员手持眼药膏软管，将药膏直接挤入结膜囊内（下眼皮内）。 ② 玻璃棒法：检查玻璃棒的完整和光滑度，一手分开老年人上下眼睑，嘱老年人眼球上转，另一手持玻璃棒蘸眼膏并水平放入结膜囊部。放开眼睑，告知老年人轻闭眼睑，同时转动玻璃棒从水平方向抽出。涂完后用棉签或棉球轻轻擦去外溢的药膏，叮嘱老年人闭眼数分钟。	眼药膏一般在午睡或晚睡前涂，起床后擦拭干净

环　节	步　　骤	要点说明
操作中	2. 眼药水滴法 （1）询问并观察后确定患眼，嘱老年人眼向上看，手持滴管或药瓶距离眼睑1~2cm，另一手轻轻将患眼的下眼睑向下牵拉分开暴露下结膜囊（图2-8）； （2）持眼药瓶将眼药水滴在下眼皮内2滴，再用手指轻轻提捏上眼皮，然后放松手指（图2-9）； （3）滴药后让老年人闭眼睛，嘱老年人眼球上下左右转动（使药液均匀布满眼内），用手指压迫内侧眼角泪囊区2~3min（图2-10）	
操作后	给药后处理：用棉球或纸巾（干净毛巾）擦去溢出的眼药水、药膏及面部	观察老年人用药后的反应
	整理用物	

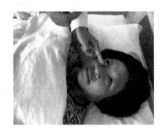 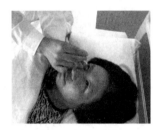 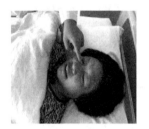

图 2-8　眼部用药一　　　　图 2-9　眼部用药二　　　　图 2-10　眼部用药三

2）耳部用药方法

实施步骤见表2-9。

表 2-9　耳部用药实施

环　节	步　　骤	要点说明
操作前	解释沟通：向老年人解释操作方法，待老年人同意后进行操作	与老年人共同核对药物的名称及质量
	采取姿势：侧卧位或坐位头偏向健侧，患耳向上；用棉签将耳道内分泌物擦拭干净	否则药液会被分泌物阻隔或稀释，使药物作用减弱或失效

续表

环　节	步　骤	要点说明
操作中	一手将老年人的耳郭向后上方牵拉使耳道变直（图2-11），另一只手持滴管或滴瓶将药液顺外耳道壁滴入2~5滴，再用手指按压耳屏数次（图2-12），然后用棉球塞入外耳道口	动作轻柔
操作后	给药后处理：待老年人休息片刻再坐起，操作毕用棉球或纸巾为老年人擦净局部	观察老年人用药后的反应
	整理用物	

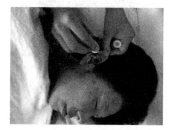

图2-11 耳部用药一

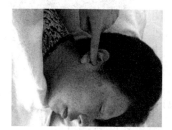

图2-12 耳部用药二

（3）鼻腔用药操作

实施步骤见表2-10。

表2-10　鼻腔用药操作

环　节	步　骤	要点说明
操作前	解释沟通：向老年人解释操作方法，待老年人同意后进行操作	与老年人共同核对药物的名称及质量
	采取姿势：协助老年人取坐位头靠椅背上或仰卧位，肩下垫一软枕。或将头伸出床沿下垂，使颈部充分伸展。嘱老年人先轻轻擤出鼻腔分泌物	高血压老年人取肩下垫枕位，视病情可采取侧卧垂头体位
操作中	（1）鼻部滴药：协助老年人取适当体位，使颈部充分伸展。头向后仰，使鼻孔向上，一手扶持老年人头部，另一手拿药滴管在距离鼻孔1~2cm将药液滴入两侧鼻腔各3~5滴，再用手指轻按鼻翼使药液在鼻腔内扩散到鼻甲部（图2-13、图2-14）； （2）鼻腔喷药法：老年人取坐位，头稍前倾，手持喷鼻剂，将喷嘴平行稍伸入前鼻孔喷药	动作轻柔

续表

环　节	步　骤	要点说明
操作后	给药后处理：待老年人休息 3~5min 再坐起，擦净老年人的面部	观察老年人用药后的反应
	整理用物，喷雾器放在阴凉处保存	注意保持喷雾器头端清洁卫生

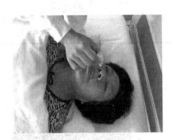
图 2-13　鼻部用药一

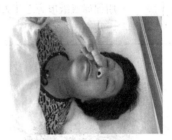
图 2-14　鼻部用药二

4）喉部用药

实施步骤见表 2-11。

表 2-11　喉部用药操作

环　节	步　骤	要点说明
操作前	解释沟通：向老年人解释操作方法，待老年人同意后进行操作	与老年人共同查对药物的名称及质量
	采取姿势：协助老年人取正坐位	
操作中	1. 含漱液法：含漱后应吐出，不可咽下； 2. 咽部涂抹法：是指用棉签蘸取少量药物直接涂于患处； 3. 喷雾法：指用雾化装置将药液形成细小的雾滴，直接喷涂于咽部发挥药效； （1）充分摇匀喷雾器内药液，嘱老年人张口伸舌，发"啊"音； （2）护理员将喷雾器的头端放在悬雍垂的下方，右手握捏橡皮球打气，使小壶内所盛的药液呈雾状喷洒于咽喉部。每次 1~2 喷	含漱片应逐渐含化，勿嚼碎口服
操作后	给药后处理：喷药后嘱老年人不宜立即饮水、进食或漱口	观察老年人用药后的反应
	整理用物	

3. 评价

（1）结构评价。护理员充分运用了眼耳鼻喉给药法的基础知识，对老年人作出正确评估，采取合理、科学的给药措施，同时注意向老年人宣讲眼耳鼻喉给药后的注意事项。

（2）过程评价。通过沟通加强老年人的理解和配合意识，宣讲了眼耳鼻喉给药后的注意事项；护理技术运用适当、规范和及时，护理态度诚恳、亲切。

（3）结果评价。通过检查，护理措施能够起到促进疾病恢复的目的。

知 识 拓 展

1. 常见的眼部感染

眼部感染可以发生在眼表、眼睑和眼内等不同部位，引起结膜炎、沙眼、角膜炎和眼内炎等疾病，是眼科常见的病变。角膜炎可以产生严重的视力下降。眼内炎破坏眼球，如不及时控制，会导致失明。细菌、衣原体、真菌和病毒等是引起眼部感染常见的微生物。葡萄球菌感染可引起睑缘炎和结膜炎，衣原体感染引起沙眼，细菌、病毒或真菌感染引起角膜炎和眼内炎。

2. 常见的耳部疾病

1）外耳道炎

外耳道炎是外耳道皮肤或皮下组织广泛的急、慢性炎症；根据病程可分为急性弥漫性外耳道炎和慢性外耳道炎。

2）中耳炎

（1）分泌性中耳炎：指以中耳积液及听力下降为主要特征的中耳非化脓性炎性疾病；分急性和慢性两种。

（2）急性化脓性中耳炎：是细菌感染引起的中耳黏膜的化脓性炎症。

（3）慢性化脓性中耳炎：是发生在中耳黏膜、骨膜或深达骨质的慢性化脓性炎症；分为单纯型、骨疡型和胆脂瘤型三种。

3. 常见鼻疾病

（1）鼻炎：是发生在鼻腔黏膜的炎性疾病。主要症状是鼻塞、流涕、鼻痒和喷嚏等。分为过敏性鼻炎和非过敏性鼻炎。

（2）鼻窦炎：是指鼻窦黏膜的化脓性炎症，分为急性和慢性，慢性多见。

4. 常见咽喉疾病

（1）急性喉炎是喉黏膜的急性炎症。治疗期间，应少讲话，使声带得到休息。

（2）急性扁桃体炎是发生在腭扁桃体的急性非特异性炎症。因本病具有传染性，所以老年人要适当隔离。

（3）慢性咽炎为咽部黏膜、黏膜下及淋巴组织的弥漫性炎症，分为单纯性、肥厚性及萎缩性。本病病程长，症状顽固，很难治愈，常采用中医中药治疗。

护理新进展

眼药水专用漏斗是一种滴眼药水辅助装置，由接头、顶唇和内腔构成，如图2-15所示。整个装置呈倒漏斗状。顶唇与眼眶轮廓形状一致，能模仿人的手指利用弹性撑开眼皮。接头能与不同口径的眼药水瓶相连。使用者只用单手，就可以使眼药水准确滴入眼睛。此装置材料由橡胶或弹性塑料制成，结构简单、实用，体积小，易于制作，使用时也比较安全卫生。

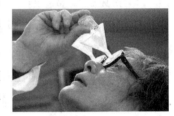

图 2-15 眼药水专用漏斗

实训演练

1. 知识型任务训练

训练题目：眼、耳、鼻、喉用药的操作方法和注意事项。

2. 技能型任务训练

训练举例如下。

护理员：李奶奶，您好！我是张丽，现在到了用药的时间了，下面我将要分别给您使用滴眼剂治疗角膜炎，用滴耳剂治疗慢性中耳炎，用滴鼻剂治疗鼻窦炎，用喷喉剂治疗咽炎。时间可能持续得长一些，希望您能理解，您现在需要方便一下吗？

李奶奶：能理解，小张。我不需要方便，现在就可以开始了。

护理员：好的，李奶奶，那么我先来用滴眼剂。李奶奶先请您在椅子上坐好，扬起头，请把头往右侧倾斜一下，因为只需要滴您的右眼，这样可以防止药液流入左眼造成交叉感染，您理解吗，李奶奶？

李奶奶：理解理解，我这样倾斜的角度可以吗？

护理员：很好。下面我先给您清理一下眼部的分泌物，请您闭一下眼睛。

（技能：护理员协助老年人采取合适的姿势，用棉签清除眼部分泌物。）

护理员：李奶奶，清理好了，下面我就开始使用滴眼剂了。滴的过程中我会很小心的，但仍可能有些不舒服，请您放松，不要紧张，很快就会好的。

（技能：按规程进行操作，边操作边口述知识要点。）

护理员：李奶奶，您做得非常好！现在您要用右手食指按住右眼内侧眼角2~3min，以免药液经泪囊流入鼻腔引起不适反应。

（经过3~5分钟后，期间向老年人宣教防治眼病知识。整理用物并洗手。）

护理员：李奶奶，现在滴完滴眼剂了，您有什么特别不适的感觉吗？如果没有，我们就开始进行下面的操作，好吗？

李奶奶：没有不适的感觉，我们继续进行吧！

护理员：好的，李奶奶，下面我们准备使用滴耳剂治疗中耳炎。先请您坐好、放松，将头部往右侧倾，我来检查一下左耳的状况。左耳道有一些分泌物影响滴耳剂发挥药效，需要先清理一下。

（技能：护理员协助老年人将患耳向上，用棉签将耳道内分泌物擦拭干净。）

护理员：清理好了，李奶奶。下面我开始使用滴耳剂了，滴的过程中我会很小心，但仍可能有些不舒服，请您坚持一下，不要害怕，很快就会好的。

（技能：按规程进行操作，边操作边口述知识要点）

护理员：李奶奶，滴耳剂操作好了，现在您可以恢复正常体位了。您有没有特别不适的感觉？如果有，您一定告诉我！如果没有的话，我们先休息几分钟，再进行下面的操作。

（技能：护理员协助老年人恢复体位，观察老年人用药反应。整理用物并洗手。休息数分钟。）

护理员：李奶奶，下面我们开始使用滴鼻剂了。首先，请您轻轻擤一下鼻子，这样有利于滴鼻剂发挥药效，下面请您躺到床上吧！我协助您采取有利于操作的体位。

（技能：护理员协助老年人取侧卧垂头体位，使颈部充分伸展。与老年人沟通以保持体位舒适。）

护理员：李奶奶，您坚持一会儿，我很快就操作完了。操作过程中您不要做吞咽的动作，以免药液进入眼部引起不适。如果有其他不适，您一定告诉我。

（技能：按规程进行操作，边操作边口述知识要点。）

护理员：李奶奶，滴鼻剂滴完了，您有没有特别不适的感觉？如果有您一定告诉我！如果没有的话，我们先休息几分钟，然后进行下面的操作。

（技能：护理员协助老年人恢复体位，观察老年人用药反应；整理用物并洗手；休息数分钟。）

护理员：李奶奶，我们要进行咽部喷雾给药的操作，直接将药物喷到患病部位，增加治疗效果，请您先坐回椅子上。因为喷雾器直接将药液喷到咽喉，所以有一定的刺激性，这是正常反应，请您坚持一下。

（技能：护理员协助老年人取正坐位，按规程进行操作，边操作边口述知识要点。）

护理员：李奶奶，现在喷雾剂操作完成了，今天您配合得非常好，相信您的身体会逐渐恢复健康的。

（技能：护理员协助老年人恢复体位，观察老年人用药反应，整理用物。）

能 力 测 评

项　　目	考核标准	练习评价			改进措施
		个人	小组	教师	
知识学习（20分）	说出眼部用药的基本知识（5分）；说出耳部用药的基本知识（5分）；说出鼻腔用药的基本知识（5分）；说出喉部用药的基本知识（5分）；回答熟练、全面、正确				
技能要求（47分）	在进行眼、耳、鼻、喉部用药时，能让老年人采取正确的卧位，保证药液准确滴入（5分）；能全面清除眼、耳、鼻的分泌物（5分）；眼药水能正确滴入老年人眼内（8分）；能正确实施耳部用药（8分）；能正确实施鼻腔用药（8分）；能正确实施喉部用药（8分）；能正确进行给药后的处理（5分）；操作要娴熟、正确、到位				

续表

项　　目	考核标准	练习评价			改进措施
		个人	小组	教师	
职业态度 （33 分）	手法轻柔（10 分） 保有爱伤观念（8 分） 具有无菌观念（7 分） 与老年人沟通有效（8 分）				
总分 （100 分）					

子任务 4　压疮老年人的护理

学 习 目 标

知识目标	知道压疮的定义、原因 知道发生压疮的高危人群、危险因素及高发部位 知道掌握压疮的预防措施
能力目标	会为 I 期压疮老年人提供压疮处理措施 会通过健康宣教让老年人掌握压疮预防的措施
态度目标	不怕脏不怕累，勤劳任干，真正做到"七勤" 尊重老年人，不嫌弃老年人，用心护理压疮老年人

情 景 导 入

王奶奶，70 岁，下肢瘫痪，大小便失禁，局部皮肤出现红、肿、麻木现象，轻触有痛感，皮肤颜色短时间内不能恢复正常。现要求养老护理员对王奶奶的皮肤健康状况进行准确评估并采取正确的护理措施，防治压疮的产生和恶化。

问 题 讨 论

1. 如何正确评估老年人压疮产生的原因以及判断易患部位？

2. 如何准确判断压疮分期及应采取正确的护理治疗措施？

3. 如何预防压疮的产生和恶化？

方法指导

　　按照护理程序科学完成此次任务。首先，要正确评估压疮发生的原因，准确判断易患部位；其次，仔细评估老年人的皮肤状况，准确判断压疮分期以便采取正确的护理治疗措施。再次，根据老年人的需要做好充分准备，注重细节。最后，操作时动作轻柔、规范，态度亲切，向老年人讲解压疮预防知识，对老年人给予心理支持。操作后全面评价整个护理过程，既要达到预防压疮产生目的，同时注意消除压疮发生的诱因，避免压疮的进一步发展。

知识学习

1. 压疮基本知识

1）压疮的定义

　　压疮也称压力性溃疡，是由于身体局部组织长时间受压，血液循环障碍，引起局部持续缺血、缺氧、营养不良，导致皮肤失去正常功能，从而引起软组织溃烂和坏死。很多老年人由于某些急慢性疾病、长期卧床或局部肢体活动不便等原因，导致皮肤出现压疮，它已成为造成老年人残疾和死亡的一个重要原因。

2）压疮易发部位

　　压疮多发生于受压和缺乏脂肪组织保护、无肌肉包裹或肌层较薄的骨隆突处，与卧位有密切关系（表 2-12），尤其是骶尾部和坐骨结节处。

表 2-12　压疮的易患部位

卧　位	易患部位
仰卧位	枕骨粗隆、肩胛骨、肘部、骶尾部、足跟等处，尤其骶尾部
侧卧位	耳郭、肩峰、肋骨、髋骨、股骨粗隆、膝关节的内外侧、内外踝等处
俯卧位	面颊、耳郭、肩峰、女性乳房、男性生殖器、髂前上棘、膝部和足尖等处
坐位	坐骨结节、肩胛骨、足跟等处，尤其坐骨结节

3）压疮的分期及临床表现

　　压疮的发生是一个渐进过程，根据疮面的严重程度和侵害深度，可将压疮分为四期，如表 2-13 所示。

表 2-13　压疮的分期及表现

分　　期	临床表现
Ⅰ期:淤血红润期	红、肿、热、麻木或有触痛,解除压力 30min 后皮肤颜色不能恢复正常
Ⅱ期:炎症浸润期	皮肤颜色转紫红,压之不褪色;局部红肿浸润、扩大、产生硬结;表皮常有水疱形成,老年人有疼痛感
Ⅲ期:浅度溃疡期	表皮水疱破溃,露出潮湿红润的疮面,有黄色渗出液流出;感染后表面有脓液覆盖,致使浅层组织坏死,溃疡形成,疼痛加剧
Ⅳ期:坏死溃疡期	坏死组织发黑,脓性分泌物增多,有臭味;感染向周围及深部组织扩展,侵入真皮下层和肌肉层,可深达骨骼;严重者可引起败血症,危及老年人生命

4）压疮的清洁和换药知识

对Ⅱ期压疮出现水疱时,对未破的小水疱用无菌纱布包扎,并减少摩擦,防止破裂,让其自行吸收,大水疱则先消毒局部皮肤,常选碘酊,再用无菌注射器抽出疱内液体,不可剪去表皮,完毕涂消毒液,用无菌纱布包扎。

对发生溃疡的压疮,先用冲洗用生理盐水洗净压疮伤口,使用能吸收大量分泌物与维持一定湿度与温度的泡棉为主的敷料覆盖伤口外层,只要分泌物渗出快接近敷料边缘时,就必须予以更换。当坏死组织已清除,为促进肉芽组织生长,则再用生理盐水洗净压疮伤口的基础上,使用伤口压疮膏或造口粉,若渗出液非常多,可再覆盖高吸收性敷料吸收过多的渗出液,以维持伤口适当湿度,最后覆盖第三层泡棉敷料。

一般情况下创面无感染时可用生理盐水冲洗创面,有感染时根据创面细菌培养结果选择合适的冲洗液,如呋喃西林、过氧化氢等。

2. 压疮预防的相关知识

绝大多数压疮是可以预防的,通过精心科学的护理可将压疮的发生率降到最低程度。这就要求护理员在工作中应做到"七勤":勤翻身、勤观察、勤整理、勤擦洗、勤按摩、勤更换、勤交代。

（1）勤翻身。卧床老年人应每 2h 翻身 1 次,夜间可每 3h 翻身 1 次,动作要轻柔,避免拖、拉、推等动作,以免擦伤皮肤。骨凸起部位,应加用海绵垫,有条件者可垫上气垫圈（图 2-16）,以减轻局部受压。

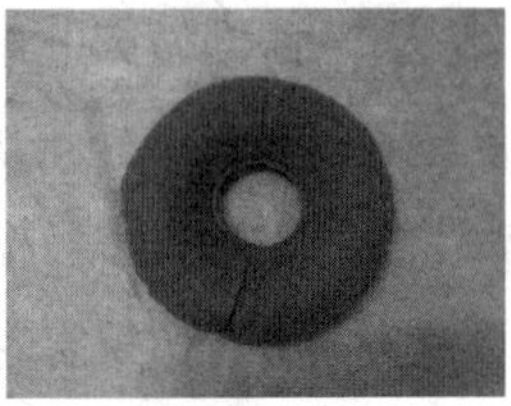

图 2-16　气垫

（2）勤观察。每次翻身时要注意观察局部受压皮肤，发现异常时立即采取积极措施，防止病情发展。

（3）勤整理。要保持床铺清洁、平整、干燥、柔软，每次帮老年人翻身时要注意整理床面。使之平整，无杂物，防止擦伤皮肤。

（4）勤换洗。注意皮肤清洁卫生，使用温水，勿用肥皂，皮肤清洁后，可用适量的乳液或乳霜轻拍皮肤以滋润之。保持皮肤干燥；对大小便失禁、出汗及分泌物多的老年人，应及时洗净擦干，局部皮肤涂凡士林软膏；不让老年人直接卧于橡胶单或塑料单上。

（5）勤按摩。具体操作过程如下。

① 局部按摩：蘸少许50%乙醇，以手掌大小鱼际部分紧贴皮肤，压力均匀地按向心方向按摩，由轻到重，再由重到轻，每次 3~5min。对于因受压而出现反应性充血的皮肤组织则不主张按摩。因为皮肤受压后，如受压时间较短，变换体位后一般可在 30~40min 内恢复，不会使软组织损伤而形成压疮，所以无需按摩；如果持续发红，则表明软组织已受损伤，此时如果按摩将导致更严重的创伤。

② 全背部按摩：协助老年人俯卧或侧卧，两手或一手蘸少许50%乙醇以手掌大小鱼际进行按摩。护理员斜站在老年人右侧，用手掌的大鱼际，从老年人肩胛部开始，沿脊柱两侧向下按摩，力量要足够刺激肌肉组织，再以拇指指腹由骶尾部开始沿脊柱按摩至第七颈椎处（图2-17）。

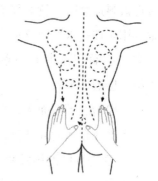

（6）加强营养。注意蛋白质的摄入，可以预防压疮性损伤。根据老年人的身高、体重及活动量估计每日需要量，制定详细周密的营养调配方案。过度肥胖者要减肥，控制体重，少吃甜食和含糖类食物，增加活动、运动。

图 2-17　全背部按摩示意图

（7）协助做床上运动。鼓励老年人做床上运动，不能活动者协助被动肢体运动，不仅可以减轻组织受压程度，也可以促进血液循环。

（8）心理支持及健康教育。及时与老年人沟通，了解其心理状态，说明预防压疮的重要性。为使老年人及家属有效地参与或独立地采取预防压疮的措施，就必须使其了解压疮发生、发展及预防和护理知识。

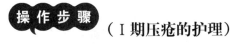（Ⅰ期压疮的护理）

1. 准备

（1）护理员要向老年人解释预防压疮的重要性和措施，使老年人理解操作目的，主动配合操作。

（2）护理员应了解老年人的病情、心理反应、自理能力、合作程度等；了解老年人的皮肤情况，有否局部组织长期受压，有无理化因素刺激和机体营养不良等，有无特殊的约束等。如已发生压疮，应评估压疮的分期；着装整洁，洗净并温暖双手。

（3）护理员要对房间进行基本的卫生清洁工作；调节好房间的温度；关闭门窗，屏风遮挡。

（4）根据老年人的需要准备热水、毛巾、浴巾、润肤液、大枕、包裹布套的海绵垫（大小、形状、数目根据需要而定）等。

2. 实施

具体的实施过程见表2-14。

表2-14　Ⅰ期压疮的护理

环　节	步　骤	要点说明
操作前	解释沟通	携物品至老年人床旁，向老年人解释压疮预防的重要性及方法
	翻身	协助老年人翻身侧卧，背向养老护理员(翻身时避免强力拖、拉、推的动作)，将软枕置于老年人的胸腹前、膝部以支托身体
	检查皮肤	分别掀起老年人的衣服、裤子暴露身体受压处(身体其他部位用盖被遮盖避免受凉)，查看受压部位(骶尾部、肩胛部、脊柱、髋部、膝关节处、膝部、足跟、肘部等处)皮肤颜色有无发红或红斑（图2-18），再用手触及皮肤，检查皮肤湿度、温度及感觉有无改变(检查中随时与老年人沟通)（图2-19）
操作中	清洁皮肤	评估压疮分期后，将浴巾铺垫于老年人身下，用湿热毛巾擦净全背的皮肤污渍、汗渍，用清水清洁压疮处。因发生Ⅰ期压疮需用清水清洁，尽量不用肥皂清洁皮肤
	清扫床铺	协助老年人整理衣服使其平整无褶，扫净床铺上碎屑
	放置海绵垫，调整卧位	将大枕垫于老年人背部，腿下及两膝之间用海绵垫衬垫，按老年人的要求帮助调整好卧位，整理床铺被褥
操作后	整理用物，做好记录	整理用物，洗手，记录老年人皮肤的情况(翻身时间、皮肤受压及护理情况)

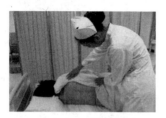
图 2-18　查看皮肤

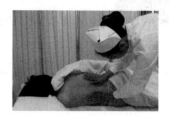
图 2-19　检查皮肤状况

3. 评价

（1）结构评价。护理员充分运用了压疮预防和治疗护理的基础知识，对老年人皮肤状况作出正确评估，采取合理科学的压疮Ⅰ期的护理措施，同时注意向老年人宣讲预防压疮的健康知识。

（2）过程评价。通过沟通加强老年人的理解和配合意识，宣讲预防压疮的健康知识；护理技术运用适当、规范和及时，护理态度诚恳、亲切。

（3）结果评价。通过检查，护理措施能够达到防止压疮恶化恢复皮肤功能的目的。

知识拓展

协助老年人翻身的方法有以下几种。

1. 老年人从仰卧位转到健侧在下的侧卧位

床铺必须尽量保持平整。老年人屈膝平躺，足跟紧贴床铺，以保持平衡。护理员一手将膝关节向下托，另一手翻转骨盆，接着借枕头移动肩关节，使老年人翻转。要注意，动作不能太重，避免老年人肩关节脱位，要教会老年人在护理员翻转上身时做配合，用下肢协助做翻转动作；也可训练老年人以健侧手支持患侧手伸直，护理员同时翻转臀部和足底以引导偏瘫侧翻转。

2. 老年人从侧卧位转到仰卧位

老年人偏瘫侧膝关节屈曲；老年人双手紧贴一起，以利于掌握平衡；护理员同时翻转肩和臀部，使老年人仰卧。

3. 老年人从仰卧位转到患侧在下的侧卧位

护理员同时引导偏瘫侧肩和膝关节，帮助固定和内收这两个关节；老年人自行将健侧肢体移到另一侧；护理员动作要缓慢，要注意老年人患侧肢体的位置。

4. 帮助老年人从卧位到坐位

护理员一手扶住老年人偏瘫侧肩部，另一手抱住老年人的膝关节，使老年人膝关节屈曲。然后缓慢地移动老年人，使老年人坐起来；老年人可自行训练用健侧手撑住床铺，配合护理员动作，以减轻护理员负担。

护 理 新 进 展

预防压疮中常用的辅助用具有以下几种。

（1）水床。水床能很好地分散身体对床的压力，并且可以调节水温。但是由于透气性和吸水性差，因此要使用吸水性较强的床单。晕船者不宜使用。

（2）水垫。水垫不适宜在可调节床上使用，可放在床上当垫子或褥子使用。因为没有保温的作用，所以在寒冷的冬天使用时，同时铺上仿毛的针织床单保暖。其他性能同水床。

（3）电动气垫。为了分散身体对床的压力，要用电动泵将气垫的波状气室进行充气与放气。应使用吸水性强的床单，因为其透气性和吸水性差。

（4）羊毛垫。羊毛垫的优点是吸汗，保温性强，因此要防潮。使用时要与其他预防压疮的辅助用具同时使用，主要原因是不能很好地分散身体对床的压力。

（5）串珠垫。串珠垫的优点是透气性好，但使用中要防潮。串珠垫的尺寸和形状多种多样，可根据老年人的病情选择使用。

实 训 演 练

1. 知识型任务训练

训练题目如下。

（1）什么是压疮？产生的原因是什么？

（2）压疮的高发人群及易发部位各有哪些？

（3）压疮的分期及临床表现各是什么？

（4）如何预防压疮的产生？

（5）各期压疮的护理治疗原则和措施各有哪些？

2. 技能型任务训练

训练举例如下。

护理员：王奶奶，您好！我是张华，为了您的身体健康，防止发生压疮，现

在我要检查一下您的皮肤，您能理解吗？

王奶奶：理解，小张，我躺的时间长了，背部和臀部哪都不舒服，是有必要查看一下。

护理员：好的，王奶奶。我现在关上门窗，拉上窗帘。您现在觉得房间的温度可以吗？

王奶奶：可以，挺舒服的。

护理员：那好，王奶奶，接下来我帮您翻一下身体，先请您放松躺平，不要紧张，顺着我的动作就可以了，我会很小心的。如果您感到哪里不舒服，请及时告诉我。

（技能：护理员对环境、用物做好准备，协助老年人翻身侧卧，背向护理员（翻身时避免强力拖、拉、推的动作，软枕置于老年人的胸腹前、膝部以支托身体）。（边操作边口述知识要点。）

护理员：王奶奶，现在这种姿势还舒适吗？如果哪里不舒服，请您一定要告诉我。下面我要掀起您的衣服，查看您皮肤的状况，需要您的配合。

（技能：分别掀起老年人的衣服、裤子暴露身体受压处。身体其他部位用盖被遮盖避免受凉，查看受压部位，包括骶尾部、肩胛部、脊柱、髋部、膝关节处、膝部、足跟、肘部等处，看皮肤颜色有无发红或红斑，再用手触及皮肤，检查皮肤湿度、温度及感觉有无改变，检查中随时与老年人沟通。）

（边操作边口述知识要点，尤其是对易发压疮部位皮肤情况进行仔细观察和询问。）

（技能：经仔细检查，发现肩胛部、骶尾部有Ⅰ期压疮现象，准备对老年人先进行皮肤清洁，后局部涂擦50%乙醇溶液。首先将浴巾铺垫于老年人身下，调试好水温，准备擦浴。）

护理员：王奶奶，像您刚才描述的那样，您的背部和臀部皮肤状况有些差。但是，您不要担心，今后我会好好地为您服务，防止压疮的发生，很快您就会恢复健康的。接下来我将用温水给您擦拭一下身体。

（技能：按照擦浴护理步骤，用湿热毛巾擦净全背的皮肤污渍、汗渍，双手掌蘸适量润肤液涂于背部并擦干净。擦浴中随时与老年人沟通。）

护理员：王奶奶，已经擦好了。下面我给您局部皮肤涂擦50%乙醇溶液，让您的皮肤恢复得更快一些。

（技能：对发生压疮的局部皮肤涂擦50%乙醇溶液，之后协助老年人整理衣服使其平整无褶，扫净床铺上碎屑。）

护理员：王奶奶，已经涂好了。下面给您调整一下姿势，让您更舒服一些。

（技能：将大枕垫置于老年人背部，腿下及两膝之间用海绵垫衬垫，按老年人的要求帮助调整好卧位，整理床铺被褥。）

护理员：1个小时后我会再来看您，您有什么需要，随时按床头的按钮，我就会赶来。请您好好休息吧。

能 力 测 评

项　　目	考核标准	练习评价			改进措施
		个人	小组	教师	
知识学习 （25分）	说出压疮的原因（5分）； 说出压疮的易发部位（5分）； 说出压疮的分期和表现（5分）； 说出发生压疮的高危人群（5分）； 说出压疮的预防措施（5分）； 回答熟练、全面、正确				
技能要求 （37分）	能正确准备背部护理用物（5分）； 能协助老年人正确翻身侧卧，避免造成皮肤擦伤（5分）； 能正确检查老年人皮肤（4分）； 能全面擦洗老年人背部皮肤，动作轻柔，擦洗到位，保证清洁（8分）； 能使用50%乙醇正确涂擦压疮皮肤（5分）； 能正确放置海绵垫，调整卧位（5分）； 能正确记录老年人皮肤情况（5分）； 操作要娴熟、正确、到位				
职业态度 （38分）	具有细心、耐心的品质（10分）； 不怕脏、不怕累，勤劳任干，真正做到"七勤"（8分）； 展现良好的仪表仪态（7分）； 与老年人沟通有效（8分）； 尊重老年人，不嫌弃老年人，用心护理压疮老年人（5分）				
总分 （100分）					

综合实训任务

在××养老院 305 房间住着三位老奶奶，分别是王奶奶、李奶奶和张奶奶。三位老年人年龄都已经超过 70 岁，且都患有高血压，平时一直吃着降压药，而且眼睛也不太好，经常眼干、流泪，医生建议滴眼药水。李奶奶气管不太好，患有哮喘，需要定时进行雾化吸入；张奶奶是三位老年人中年龄最大的，已经 78 岁了，平时不太爱活动，皮肤出现了轻微的压红。为了更好地预防老年人出现压疮，下面由护理员为张奶奶进行压疮的初步护理，并进行压疮预防的健康教育，同时协助李奶奶和王奶奶进行雾化吸入给药和口服给药。

老年人冷热疗法的应用护理

冷热疗法具有止血、止痛、消炎、退热、增进舒适和减轻症状的作用，尤其适合于老年人。热疗法常见的有热水袋、烤灯的使用，热湿敷、温水浸泡、热坐浴等；冷疗法常见的有冰袋、冰帽的使用，温水（乙醇）擦浴等。在使用冷热疗法时，护理员应有效地评估老年人情况，准确把握适应证及禁忌证，满足老年人身心需要，防止不良反应发生，确保安全，达到治疗目的。

子任务 1 用热水袋为老年人保暖

学习目标

知识目标	知道热水袋的作用、禁忌证 知道热水袋使用基本知识及注意事项
能力目标	能够正确使用热水袋为老年人保暖 能够对老年人进行热水袋使用注意事项的健康教育
态度目标	态度认真、严谨、细心，具有安全意识，随时观察，防止烫伤，具有爱伤观念

情景导入

张爷爷，70 岁，执意外出观赏雪景，回来后双脚冰凉、麻木。现在要求护理员为其双脚保暖。

问题讨论

1. 为老年人保暖的方法有哪些？

2. 热水袋保暖的原理、方法、优点是什么？

3. 在使用热水袋保暖时应注意什么？

方法指导

按照护理程序科学完成此次任务，在完成的过程中评估要全面、仔细，尤其是老年人的身体状况；准备要充分，注重细节，以免发生安全隐患；操作时动作轻、稳，不可忽视热水袋使用过程中皮肤状况的观察，操作后全面评价整个护理过程，既要达到保暖、止痛目的，同时也要注意热水袋用后的正确保存。

知识学习

1. 热疗的基本知识

热疗法是一种利用高于人体温度的物质，作用于机体的局部或全身，以达到促进血液循环、消炎、解痉和解除疲劳的目的。

1）作用

热水袋可以使局部血管扩张，促进血液循环，将热带至全身，使体温升高，并使人感到舒适，从而起到保暖、舒适，促进伤口愈合，缓解疼痛，敷背止咳，催眠等作用。

2）生理效应

增加机体的基础代谢率，使体温升高；扩张局部血管，使血流量增加，血流速度加快；增加微血管的通透性；白细胞的数量和活动度增加；使肌肉组织和结缔组织的伸展性增强、柔韧度提高；提高神经传导速度。

3）热疗的影响因素

（1）时间：应用时间过长所产生的继发效应将抵消生理效应，同时还会导致不良反应的发生。一般不应超过 30min。

（2）部位：人体的皮肤薄厚分布不均，手和脚的皮肤较厚对热的耐受力强，躯体的皮肤较薄对热的耐受力较为敏感。

（3）面积：人体接受热疗面积的大小与机体反应的强弱有关。应用面积大，机体反应较强；应用面积小，则较弱。但应注意，面积越大机体的耐受性就越差。

（4）温度差：热水袋的温度与体表温度相差越大，人体对热的刺激反应越强烈；反之对热刺激反应越小；其次，环境温度也可能影响热水袋的保暖效果，如室温过低，则散热过快，热水袋的保暖效果较差。

（5）个体差异：不同的机体、精神状态、年龄、性别以及神经系统对温热刺激的调节功能，局部皮肤对热的耐受力有所差异。老年人的感觉功能减退，故对热水袋的刺激反应比较迟钝，所以在使用热水袋保暖时应特别注意观察皮肤情况，以免烫伤。

4）热疗的禁忌证

（1）急性腹痛未明确诊断前：热水袋虽能缓解疼痛，但容易掩盖病情真相，影响疾病的诊断与治疗。

（2）面部危险三角区的感染：因面部血管丰富，且面部血管没有瓣膜，与颅内海绵窦相通，使用热水袋可使血管扩张，血流增多导致细菌及毒素进入血液循环，促进炎症扩散，造成颅内感染引起败血症。

（3）各种脏器内出血时：热水袋使局部血管扩张，增加脏器的血流量和血管的通透性，而加重出血。

（4）软组织损伤或扭伤早期：在48h以内，如局部用热，可促进血液循环，加重皮下出血、肿胀和疼痛。

（5）其他情况：心、肝、肾功能不全者、恶性肿瘤部位、有金属移植物者、对热过敏者、开放性伤口、睾丸处、末梢血管疾病、糖尿病、局部麻痹、感觉异常者、急性炎症反应和牙龈炎、中耳炎、细菌性结膜炎等。

2. 热水袋的基本知识

1）热水袋的类型

热水袋的类型分为普通热水袋（热水灌注式）、电热水袋（充电式）、化学加热袋。对于老年人常用普通热水袋，无需充电，使用较安全。

（1）普通热水袋不用充电，较为安全（图3-1）。

（2）电热水袋外形新颖、储热量大、保温时间长，结构特点合理，不用灌注热水，使用方便（图3-2）。

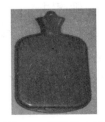

图3-1　普通热水袋

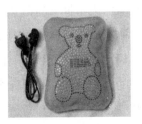

图3-2　电热水袋

（3）化学加热袋为密封塑料袋，内装两种化学物，使用时搓揉使袋内的两种化学物质充分混合，发生化学反应而产热，最高温度可达76℃，平均温度为56℃，可持续使用2h。

2）使用热水袋的注意事项

（1）热水袋用于解痉、镇痛时，不超过30min；用于保暖时，应保持水温。

（2）如老年人持续用热，护理员要严格交接班；同时，每30min检查水温一次，及时更换热水。

（3）老年人所用的热水袋内的水温调至50℃，热水袋套外应再包一块大毛巾，避免与老年人皮肤直接接触，引起烫伤。

（4）在使用期间，应该注意观察局部皮肤，一旦发现皮肤潮红、疼痛等反应，应立即停止使用，并在局部涂凡士林。

（5）床头设标记，提醒注意。

3. 测试老人皮肤的感觉功能的方法

（1）痛觉：用大头针针尖轻刺被检者的皮肤。

（2）触觉：用棉签或软纸片轻触被检者的皮肤或黏膜。

（3）温度觉：用盛有热水（40~50℃）或冷水（5~10℃）的试管测试皮肤温度觉。

4. 自身防护的相关知识

因灌入热水袋内水的温度较高，所以护理员在灌注时应边灌边提高热水袋口段以防热水外溢，防止烫伤。

操作步骤

1. 准备

（1）护理员要确保老年人理解操作目的、愿意配合操作。通过护理员的讲解宣教，让老年人掌握一定的热水袋安全使用知识并会正确使用。

（2）护理员要了解老人的年龄、病情、治疗情况、活动能力和意识。护理员还要检查局部皮肤状况，如颜色、温度、有无硬结、淤血及开放伤口等，测试老年人皮肤的感觉功能，判断有无感觉障碍及对热的耐受情况等；此外，护理员还应着装整齐、洗手、戴口罩。

（3）室内无对流风直吹老年人。

（4）用物准备：热水、普通温度计、毛巾以及其他用物

① 准备合适的热水：需要一个可容纳 2000mL 热水的热水壶，1000～1500mL 量杯。夏天时，可以按热水：冷水≈1：2，比例可适当增加（比例仅作参考，具体以实际水温计测量水温控制）。

② 普通水温计即可测量水温（图 3-3）。

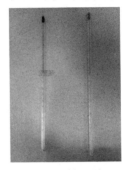

图 3-3 水温计

水温计结构完好、液体无外漏、刻度清晰、无超范围温差，能够准确测量水温。手拿温度计的上端，水温计垂直于水面（图 3-4）。将温度计液泡全部浸入被测水中，不能碰到容器的底和壁（图 3-5）。等到液面不再上升或下降时再读数，读数时视线与水温计液面水平（图 3-6）。读数时温度计不能离开被测的水，水温计一旦离开被测的水，读数将会改变直到与空气同温。

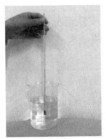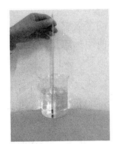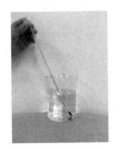

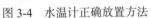

图 3-4 水温计正确放置方法　　　　图 3-5 水温计错误放置方法

③ 毛巾：不易过大或过小，选尺寸以 35cm×75cm 为宜，质地应柔软，色调单一，更显得干净、整洁，老年人也更容易接受。

④ 其他用物：治疗盘内备热水袋及布套、水温计、大毛巾，治疗盘外备量杯、热水（50℃）、热水袋使用标志、记录单、笔。

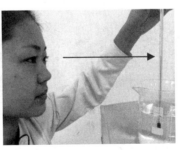

图 3-6 读数方法

2. 实施

以普通热水袋热敷为例，操作实施见表 3-1。

表 3-1　普通热水袋热敷操作实施

环　节	步　骤	要点说明
操作前 （图 3-7）	认真核对、评估病人；作好解释；准备热水	老年人或家属理解热水袋的意义，愿意接受；水温控制在 50℃，水量为 1000～1500mL
	灌注热水袋	放平热水袋，去掉塞子，一手持热水袋袋口的边缘，另一手灌入热水至 1/2～2/3 满，边灌边提高热水袋口端以防热水外溢
	排尽袋内空气	将热水袋口端逐渐放平，使热水到达袋口即排尽袋内空气，旋紧塞子，防止影响热传导
	检查有无漏水	擦干热水袋外壁水迹，倒提热水袋并轻轻抖动，检查有无漏水现象，防止烫伤病人
	装入布套	检查无漏水后，装入布套，再毛巾包裹，避免热水袋与老年人皮肤直接接触
操作中	携热水袋至老年人床旁，再次核对，解释	确认老年人，取得合作
	将热水袋放置老年人需保暖处（图 3-8）	询问老人感受，观察老年人皮肤情况，悬挂热水袋使用标志，每 15min 巡视老人一次，询问老人感受，及时更换热水
操作后	整理	撤掉热水袋，协助老年人躺卧舒适，将热水袋倒空，倒挂晾干后吹起旋紧盖子，以防热水袋两层橡胶粘连，布套清洁后晾干备用
	洗手、记录	记录热水袋的启用时间、水温、异常及处理措施、效果

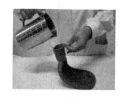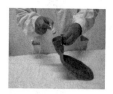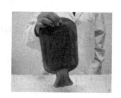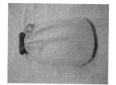

图 3-7　准备热水袋

3. 评价

（1）结构评价。充分、有效地运用了应有的护理资源，包括热水袋及布套、登记单、笔、量杯、热水、水温计；同时也没有涉及和浪费其他多余的用物。

（2）过程评价。通过沟通老年人理解并愿意、主动

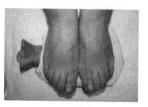

图 3-8　放置热水袋

配合操作，满足了老年人的需求；护理技术运用适当、完善、及时；整项护理任务按照护理程序规范实施。

（3）结果评价。通过监测，老人双脚温度已提升。

知识拓展

1. 常用的热疗方法。

表 3-2 中所列为一些常见热疗方法及作用。

表 3-2　常见热疗方法及作用

方　法	作　用
热水袋	保暖、舒适、解痉、镇痛
化学加热袋	使身体某一区域保持较高温度，昏迷、感觉麻痹老年人不宜使用
烤灯	消炎、解痉、镇痛、促进创面干燥结痂、保护上皮、利于伤口愈合；用于感染的伤口、压疮、臀红、神经炎、关节炎等症状

2. 烤灯的使用

烤灯主要有红外线烤灯（图 3-9）、电磁波烤灯（图 3-10）、鹅颈灯（图 3-11）。对于老人来说，以上烤灯都可选用，但应根据治疗部位选择不同功率灯泡，如在治疗胸、腹、腰、背等面积较大部位，功率为 500~1000W；四肢为 250W。鹅颈灯功率为 40~60W。

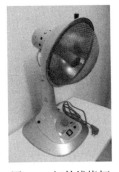
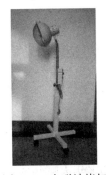
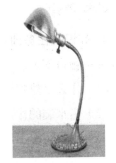

图 3-9　红外线烤灯　　　　图 3-10　电磁波烤灯　　　　图 3-11　鹅颈灯

使用时协助老年人躺卧舒适，暴露治疗部位，注意保暖，必要时屏风遮挡，烤灯距离治疗部位约 30~50cm，每次照射 20~30min，照射完毕，关闭开关，协助老年人穿好衣服，躺卧舒适，嘱其在室内休息 15min 后方可外出，以免感冒，记录烤灯照射部位、时间、效果、反应。

注意：根据治疗部位选择不同功率灯泡；密切观察照射部位皮肤情况，尤其是意识不清、局部感觉障碍、血液循环障碍、瘢痕者，治疗时，应加大灯距，防止烫伤；眼内含较多的液体，对红外线吸收较强，可引发白内障。因此在对前胸、面颈部照射时，应戴有色眼镜或纱布遮盖；红外线多次治疗后，治疗部位可出现网状红斑、色素沉着，护理员应提前告之。

护理新进展

取暖贴属于一次性取暖驱寒，热敷理疗的时尚保暖用品，撕开外袋即可发热，方便使用，薄如纸、轻如棉、柔软而富有弹性，广泛应用于人们的生活中。

取暖贴对腰、肩、胃、腿及关节等疼痛均有缓解作用，所以特别适合老年人。在寒冷的冬季外出时对防止冻伤驱寒有很好的效果，携带方便，发热持久稳定，每天只要贴上薄薄的一片就能抵御一天的寒冷。暖贴是使用最便捷、最安全的贴身发热用品。

这种贴的反应原理为利用原电池加快氧化反应速度，将化学能转变为热能。一般人都是可以使用暖贴的，但皮肤热敏感度低的人慎用。老年人皮肤敏感性较差，对疼、痒反应较慢，更易受到伤害，因此，在使用取暖贴时，应注意使用时间不要太长。

实训演练

1. 知识型任务训练

训练题目如下。

（1）什么是热疗法？

（2）热水袋的作用有哪些？

（3）哪些情况不能使用热水袋？

（4）使用热水袋前，应评估老年人哪些情况？

（5）使用热水袋时，应注意哪些情况？

（6）操作后，应记录哪些内容？

2. 技能型任务训练

训练举例如下。

护理员：张爷爷，您好！我是李梅，您现在双脚发冷、麻木是吧？为了使您感觉舒适，我要给您用热水袋进行保暖。您之前用过热水袋吗？

张爷爷：用过。

护理员：张爷爷，使用热水袋之前，需要检查一下您的皮肤情况。

（技能：在老年人的配合下，检查双脚皮肤的颜色、温度、有无硬结、淤血及开放伤口等，有无感觉障碍及对热的耐受情况等。）

护理员：张爷爷，您双脚皮肤苍白、温度较低，没有硬结、淤血及伤口。不用担心，用热水袋暖一暖，就会好转。请您稍等，我去准备用物。

（技能：护理员回治疗室准备好需要的用物，推治疗车来到老年人床旁，将治疗车推至安全、易取的地方，一般放在床头，与床呈45°角。）

护理员：张爷爷，您准备好了吗？咱们开始吧，我把热水袋给您放在足底了。

（技能：热水袋套外再包一块毛巾放至足底，边沟通边操作。）

护理员：张爷爷，热水袋已经放至您足底了，您感觉温度怎样？

张爷爷：不是很热啊，还不如我自己准备的热水袋热呢。

护理员：张爷爷，人年纪大了，感觉功能可能会不太灵敏，所以特意将灌入热水袋的热水的温度调至50℃，而不是像年轻人使用热水袋的灌入热水的温度是70℃，热水袋套外面也包了一块大毛巾，以免烫伤您，慢慢就感觉热了。张爷爷，您能理解吗？

张爷爷：理解理解，我说上次自己使用热水袋时，怎么烫了个水疱呢。

护理员：是的呢，张爷爷，以后自己使用热水袋时，不要再灌入过热的水，外面也要包上毛巾。明白了吗？我再看一下您双脚的皮肤情况，以防烫伤。

（技能：再次检查老年人双脚皮肤情况，边沟通边操作）

护理员：张爷爷，您双脚皮肤无异常，现在感觉暖和些了吧？

张爷爷：暖和了。

护理员：张爷爷，我把呼叫器放在您床头了（交至张爷爷手中），如有什么不适或需要，请按铃，我会及时赶过来处理的。您先好好休息，我一会儿再来看您。

（技能：为老年人盖好双脚，悬挂热水袋使用标志，边沟通边操作。）

（技能：每15min巡视老年人一次，询问老年人感受，如有需要及时更换热水。）

护理员：张爷爷，现在感觉怎样？脚暖和过来了吗？

张爷爷：暖和过来了。

护理员：我再检查一下您双脚皮肤的情况。

（技能：再次检查老年人双脚皮肤的颜色、温度，用棉签轻划双脚皮肤以检查皮肤感觉功能。）

护理员：张爷爷，您双脚皮肤颜色及温度已经恢复了，感觉功能也恢复正常了。张爷爷，有什么需要请按铃，我也会经常来看您的。您好好休息吧！

能力测评

项　目	考核标准	练习评价			改进措施
		个人	小组	教师	
知识学习（30分）	说出热水袋的作用（5分） 说出不能使用热水袋的情况（10分） 说出使用热水袋前，应评估老人哪些情况（3分） 说出使用热水袋的注意事项（10分） 说出操作后的记录内容（2分） 回答熟练、全面、正确				
技能要求（35分）	能正确测量水温：方法正确，读数准确（5分） 能正确准备热水袋，无烫伤（15分） 能将热水袋准确放置需保暖处（5分） 能协助老人躺卧舒适（5分） 能正确填写热疗记录单（5分） 操作要娴熟、正确、到位				
职业态度（35分）	展现良好的仪表仪态（10分） 有爱伤观念，注意保暖，必要时遮挡老年人（5分） 与老人沟通有效，老人理解并配合。（10分） 有效进行健康教育，老人会自己安全使用热水袋。（10分）				
总分（100分）					

子任务 2　为老年人进行湿热敷

学习目标

知识目标	掌握湿热敷的作用 掌握湿热敷基本知识及注意事项
能力目标	能为老年人进行湿热敷 能够为老年人进行湿热敷的健康教育
态度目标	态度认真、严谨、细心，具有安全意识、无菌观念，具有爱伤观念

情景导入

王奶奶，60岁，患有肩周炎。现右肩部疼痛，要求护理员为其缓解疼痛。

问题讨论

1. 如有伤口可用什么热疗法？

2. 怎样进行湿热敷？

3. 在使用湿热敷时应注意什么？

方法指导

按照护理程序科学完成此次任务，在完成的过程中评估要全面、仔细，尤其是老年人的身体状况；准备要充分，注重细节，以免发生安全隐患；操作时动作轻、稳，不可忽视湿热敷过程中皮肤状况的观察，操作后全面评价整个护理过程，既要达到保暖、止痛目的，同时也要注意热水袋用后的正确保存。

知识学习

1. 湿热敷的作用

湿热敷的作用主要有消炎、消肿、解除痉挛和镇痛。

2. 湿热敷的注意事项

（1）湿热敷过程中注意局部皮肤变化，每3～5min更换一次敷布，维持适当的温度。

（2）检查敷布的温度及老年人皮肤颜色，及时更换敷布。

（3）湿热敷后，检查老年人治疗局部的炎症和疼痛情况。

（4）有伤口、创面或结痂，按无菌技术操作行湿热敷，必要时行换药治疗。

（5）湿热敷使局部血管扩张，注意保暖，以防感冒。面部热敷 30min 后方可外出。

操作步骤

1. 准备

（1）护理员应确保老年人理解操作目的、愿意配合操作，通过讲解宣教，让老年人掌握一定的湿热敷知识。

（2）护理员应事先了解老年人的年龄、病情、治疗情况、活动能力、意识状况等。检查局部皮肤状况，如颜色、温度、有无硬结、淤血及开放伤口等有无感觉障碍及对热的耐受情况等；此外，护理员应着装整齐、洗手、戴口罩。

（3）应调节室内温湿度，老年人居室一般温度 28℃，湿度 60%，室内无对流风直吹老年人；请出异性家属，有其他老人同居一室时，可给予床帘或屏风遮挡。

（4）用物准备。

① 热水（见任务 1）。

② 有伤口者备换药用物，保持换药用物的无菌状态（所有用物均在有效期内，未被污染，无菌包无潮湿、破损，未被污染）。

③ 治疗车上层：治疗盘内备敷布（大于患处面积）两块，长把钳子两把，凡士林、棉签、纱布、弯盘、塑料薄膜、棉垫或毛巾、橡胶单及治疗巾、水温计。治疗盘外备热水瓶、小水盆（内盛 50～60℃热水），必要时备热水袋、大毛巾、记录单、笔。

④ 治疗车下层：生活垃圾桶、医用垃圾桶。

⑤ 必要时备屏风。

2. 实施

湿热敷的具体操作见表 3-3。

表 3-3　湿热敷操作实施

环　节	步　骤	要点说明
操作前	认真核对、评估老年人，做好解释，准备热水	老年人或家属理解热湿敷的意义，愿意接受，水温控制在 50～60℃
操作中	携用物至老年人床旁，再次核对，解释；必要时床帘或屏风遮挡	确认老年人，取得合作，保护自尊
操作中	暴露热敷部位，下垫橡胶单和治疗巾；热敷部位涂凡士林（范围略大于患处）后盖一层纱布	凡士林可减缓热传导，防止烫伤老年人，并使热疗效果持久，盖纱布可防止凡士林粘在敷布上
操作中	将敷布浸入热水中，双手各持一把钳子将浸在热水中的敷布拧至不滴水（图 3-12）；抖开敷布敷在需热敷处，敷布上可加塑料薄膜及棉垫或毛巾，热敷部位不宜受压，可在棉垫或毛巾上放置热水袋加盖大毛巾；湿热敷控制在 15～20min	护理员可用手腕掌侧皮肤试温，应无烫感，塑料薄膜可防止棉垫或毛巾潮湿，棉垫或毛巾可维持热敷温度；老年人如感到烫热，可掀开敷布一角散热； 如有伤口，按无菌技术操作进行湿热敷；湿热敷过程中注意局部皮肤变化 每 3～5min 更换一次敷布，维持热疗适当的温度
操作后	整理	撤掉敷布和纱布，擦去凡士林；盖好肩部；协助老年人躺卧舒适，整理床单位
操作后	洗手、记录	记录湿热敷部位、时间、效果、反应

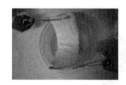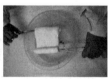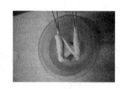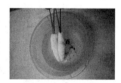

图 3-12　拧敷布

3. 评价

（1）结构评价。充分、有效地运用了应有的护理资源，包括敷布、纱布、凡士林、换药用物、小水盆、热水、水温计、记录单、笔；同时也没有牵扯和浪费到其他多余的用物。

（2）过程评价。通过沟通老年人理解并愿意、主动配合操作，满足了老年人的需求；护理技术运用适当、完善、及时；整项护理任务按照护理程序规范实施。

（3）结果评价。通过监测，确认老年人肩部疼痛已缓解。

知 识 拓 展

除了湿热敷，平常还会经常用到温水坐浴和温水浸泡两种湿热疗法，简单介绍如下。

1. 温水坐浴

进行温水坐浴的目的是消炎、消肿、镇痛、清洁（用于会阴部、肛门疾病及手术后）、舒适。使用时水温控制在 40～45℃，坐浴工具包括普通坐浴椅、坐浴盆（图 3-13），或者新型坐浴椅和加热恒温坐浴器（图 3-14、图 3-15）；协助老人脱裤至膝部，指导老年人先用纱布蘸坐浴液擦拭臀部皮肤试温，待臀部皮肤适应水温后再坐入盆中，臀部完全泡入水中，腿部用浴巾遮盖；防止烫伤老年人；坐浴毕，纱布擦干臀部，协助老年人穿好裤子并躺卧舒适，整理床单位；记录坐浴时间、药物、效果、局部反应及老年人反应。

注意坐浴前先排尿、排便；若有伤口，应备无菌坐浴盆、无菌用物及药液，坐浴后用无菌技术处理伤口；女性阴道出血和盆腔器官急性炎症者不宜坐浴；热坐浴使机体受热面积增大，血管扩张，血液重新分布，加上坐姿的重力作用，使回心血量减少，容易引起头晕、眼花、乏力、心慌等症状，一旦出现上述症状，应立即停止坐浴，扶老年人上床休息，并与医生取得联系；记录坐浴时间、所用药液，伤口情况及老年人反应。

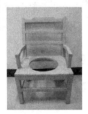 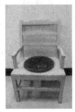 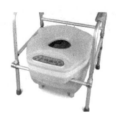 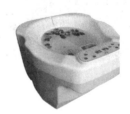

图 3-13　木制坐浴椅及坐浴盆　　图 3-14　新型坐浴椅　　图 3-15　加热恒温坐浴器

2. 温水浸泡

用于消炎、镇痛、清洁和消毒创口，用于手、足、前臂、小腿部感染早期，使炎症局限；感染晚期伤口破溃，促进伤口愈合。

使用时水温控制在 43～46℃，准备好浸泡盆（图 3-16），若有伤口备换药用物；协助老年人暴露患处，盖浴巾，将肢体放入浸泡液中，必要时用长镊子夹取纱布清洗创面（图 3-17），持续 30min；浸泡过程中注意观察及询问老年人的感觉及反应；浸泡完毕毛巾擦干肢体，协助老人穿好衣服；整理床单位，记录浸泡时间、效果及老人反应。

注意浸泡部位若有伤口，浸泡盆、药液及用物必须无菌；浸泡后应按无菌技术处理伤口；加强监测、倾听主诉。

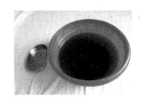

图 3-16　浸泡盆及浸泡液

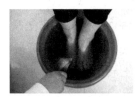

图 3-17　清洗创面

护理新进展

电热垫能持续供热，质轻，顺应性较好，外有绝缘防水层，使用安全、方便（图 3-18）。电热垫通常有高、中、低三种温度的设定，可根据需要进行温度调节。使用时，用布套套住电热垫以吸收潮气，盖于或裹于需热敷的部位即可。

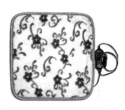

图 3-18　电热垫

注意：① 防电路短路引起触电：不可将电热垫敷在湿敷料上，不可用别针固定电热垫。② 防烫伤，不可躺在电热垫上，以免身体重量压迫影响散热。

实训演练

1. 知识型任务训练

训练题目如下。

（1）湿热敷的作用有哪些？

（2）湿热敷的注意事项有哪些？

（3）湿热敷的时间多长？

2. 技能型任务训练

训练举例如下。

护理员：王奶奶，您好！我是刘平，您右侧肩膀疼痛是吗？为了缓解疼痛，促进您的舒适，我要给您进行一下湿热敷。

王奶奶：什么是湿热敷啊？有危险吗？

护理员：湿热敷就是用浸有 50～60℃热水的敷布敷在疼痛部位，通过温热的刺激降低痛觉神经的兴奋性；改善血液循环，加速致痛物质排出和炎性渗出物吸收，解除对神经末梢的刺激和压迫，减轻疼痛；热疗使肌肉、肌腱、韧带松弛，从而缓解疼痛，是一种比较安全的缓解疼痛的方式。湿敷前需要检查一下您的肩部皮肤情况。

（技能：在老年人的配合下，检查其肩部皮肤的颜色、温度、有无硬结、淤血及开放伤口等，有无感觉障碍及对热的耐受情况等。）

护理员：王奶奶，您肩部皮肤情况良好，感觉功能也正常。王奶奶，在操作中要脱掉上衣，您需要屏风遮挡吗？

王奶奶：不麻烦了，这里也没有别的人。

护理员：那好，您稍等，我去准备用物。

（技能：护理员回治疗室准备好需要的用物，推治疗车来到老年人床旁，将治疗车放在易取、安全的地方，一般放在床头，与床呈45°角。）

护理员：王奶奶，我要给您湿敷了。王奶奶，湿热敷是一项比较简便的操作，您不用紧张，我帮您放平床头吧，这样您会感觉舒服一些，也方便我的操作。

王奶奶：我这样半躺着也好一会了，是有些累了，你帮我放平吧。

（技能：稳稳将床放平，兑水，准备用物。）

护理员：王奶奶，我帮您脱掉右侧的衣袖，露出肩膀，在裸露的皮肤上湿敷，效果比较好，也不容易弄湿衣服。

护理员：王奶奶，我要在您的肩膀下垫上橡胶单和治疗巾，以免弄湿您的床褥。

护理员：王奶奶，我还要在您的右肩部涂凡士林，凡士林可减缓热传导，不仅可以防止烫伤，还可以使热疗效果持久。

护理员：王奶奶，我要将敷布放在您肩上了，如果感到烫，请您及时告诉我。

护理员：王奶奶，温度合适吗？

护理员：王奶奶，为了维持热敷温度，要在敷布上加热水袋，还要盖上毛巾。

（技能：按操作规范实施，边沟通边操作。）

护理员：王奶奶，现在感觉烫吗？如果感觉烫，一定及时告诉我，我掀开一边的敷布散热，以免烫伤。

（湿热敷过程中注意局部皮肤变化，每3～5min更换一次敷布，维持热疗适当的温度。）

（20min后）

护理员：王奶奶，现在肩膀还疼吗？敷的时间太长，容易出现副作用，我给您把敷布取下来吧。

护理员：王奶奶，我把凡士林给您擦掉。

护理员：王奶奶，我帮您把衣服穿上吧。

护理员：王奶奶，您累了吗？休息一下吧。

（技能：按操作规范实施，边沟通边操作。）

护理员：王奶奶，谢谢您的配合。我把呼叫器放在您床头了（交至王奶奶手中），如有需要，请按铃，我会及时赶过来的。我也会经常来看您的。您好好休息，再见！

能 力 测 评

项　　目	考核标准	练习效果			改进措施
		个人	小组	教师	
知识学习（25分）	说出热湿敷的作用（10分） 说出热湿敷前,评估老年人哪些情况（3分） 说出热湿敷的注意事项（10分） 说出热湿敷的时间（2分） 回答熟练、全面、正确				
技能要求（40分）	能正确测量水温：方法正确,读数准确（10分） 能正确涂抹凡士林（5分） 能正确将敷布拧至不滴水（10分） 能及时更换敷布,准确掌握热敷时间（5分） 能协助老年人躺卧舒适（5分） 能正确填写热疗记录单（5分） 操作要娴熟、正确、到位				
职业态度（35分）	展现良好的仪表仪态（10分） 有爱伤观念,注意遮挡老年人,保护隐私,了解热敷效果,无烫伤（10分） 沟通有效,老年人理解配合,愿意说出感受（5分） 有效进行健康教育,讲解细致清晰（10分）				
总分（100分）					

子任务 3　观察老年人热疗后的皮肤

学习目标

知识目标	知道老年人皮肤的特点以及皮肤观察的相关知识
能力目标	会观察老年人皮肤异常变化 会记录并及时报告老年人热疗后的皮肤状况
态度目标	观察细致认真，重视皮肤观察，不因简单而忽视

情景导入

　　李奶奶，68岁，患有类风湿关节炎，膝关节肿胀、疼痛，在药物治疗的基础上加局部热疗以缓解症状。要求护理员认真观察热疗后的皮肤变化，记录并及时报告皮肤状况，避免皮肤损伤。

问题讨论

　　1. 热疗后老年人皮肤会发生哪些变化，主要有哪些特征？

　　2. 老年人在进行热疗时应注意什么才能避免皮肤受损？

方法指导

　　按照护理程序科学完成此次任务，在完成的过程中评估要全面仔细，尤其是老年人的局部皮肤状况；观察要仔细，以免忽略细节，导致皮肤受损，加重老年人身心负担；操作时要轻柔，同时注意保持环境舒适安全，不仅保证老年人的休息时间更要避免老年人发生跌倒等危险。

知识学习

1. 老年人皮肤的基本知识

1）老年人皮肤的特征

老年人的皮肤有三个突出特征：萎缩、敏感、增生。

（1）萎缩：人到了中年以后皮肤就开始萎缩，此后皮肤会变薄且无光泽、干燥、弹性差等。

（2）敏感：老年皮肤受内外因素作用后反应强烈，皮肤会变得敏感特别容易发生瘙痒等症状。

（3）增生：老年人的额面部的皮肤会有以表皮增生为主要特征的老年疣；还会因皮脂腺萎缩，出现皮脂腺增生；老年人的血管变硬、管腔变小，会发生血管瘤。

2）老年人皮肤易出现的不良状态

（1）皮肤的完整性受损：因老年人皮肤层变薄、弹性差，在给老年人擦拭皮肤时力度过大可损伤皮肤，衣物质地过硬也可损伤皮肤。

（2）皮肤瘙痒症：因皮肤变得敏感和皮脂腺萎缩，皮肤变得干燥，在秋冬季节皮肤特别容易出现瘙痒症状。

（3）易发生压疮：因皮肤变薄，弹性降低，皮下脂肪减少，易发生压疮。

（4）皮肤的感觉功能出现障碍：老年人皮肤的功能降低，其痛觉、触觉、压觉、温觉等功能可能发生异常。使用冷热疗时易造成烫伤、冻伤。

2. 热疗不当造成皮肤损伤的表现

热疗使用不当，可造成老年人皮肤的损伤，轻者表皮发红、肿胀、疼痛，重者容易导致烫伤、灼伤。烫伤的皮肤表现主要有以下几种。

（1）一度烧烫伤：只伤及表皮层，受伤处的皮肤发红、有轻微肿胀和觉得火辣辣的疼痛，但无水疱出现或少有水疱。

（2）二度烧烫伤：伤及真皮层上下，局部红肿、发热，烧灼疼痛难忍，有明显水疱出现。

（3）三度烧烫伤：皮肤全层包括皮肤下的脂肪、筋骨和肌肉都受到伤害，皮肤焦黑、坏死。由于周围的神经已经遭到损坏，这时反而疼痛感不明显。

3. 热疗后观察老人皮肤的方法

由于老年人的感觉功能减退，故对热疗刺激的反应比较迟钝。护理员应重视老人热疗后的皮肤状况的观察，保证皮肤安全。

（1）皮肤观察的方法有看、听、摸3种，见表3-4。

表 3-4　3 种皮肤观察方法

方　法	要　点	内　　容
看	完整性	烫伤、冻伤易造成皮肤破损，观察皮肤破损的面积、程度、有无出血，有无深部组织的溃烂、化脓感染
	颜色	烫伤易至皮肤出现红斑，严重的化出现皮肤焦黑、坏死
	皮疹、水疱或硬结	皮肤表面是否出现皮疹、水疱或硬结
	清洁度	皮肤污秽的程度及汗腺和皮脂的分泌情况
听	老年人的主述，判断烫伤的基本情况	若老年人皮肤烫伤引起剧烈疼痛，通过老年人主诉判断烫伤发生的原因、时间、部位
	听老年人主述，判断疼痛的程度	要明确疼痛程度、疼痛对老年人的影响，以及痛觉、触觉、压觉、温觉是否正常
摸	温度	通过触摸感觉其皮肤温度，评估皮肤温度是温暖适中、冰凉或过热
	质地（柔软度、温润度、弹性）	通过按压判断老年人皮肤的弹性是良好、一般还是差；通过触摸判断其皮肤是柔软光滑还是粗糙，是温润适中还是干燥
	皮肤的感觉	借助物理方法判断皮肤的痛觉、触觉、压觉、温觉是否正常

（2）对疼痛进行分级，主要通过老年人对疼痛体验的描述，常带有一定的主观性。描述老年人疼痛的程度可通过文字描述评分法（VDS）、数字评分法（NRS）、视觉模拟评分法（VAS）、Wong-Baker 脸评分法等，其中文字描述评分法（VDS）最常用，就是把一条直线分成无痛、轻度疼痛、中度疼痛、重度疼痛、剧痛这五等分，通过老年人主诉选择与其疼痛程度相似的描述。

操作步骤

1. 准备

（1）护理员应确保老年人知道皮肤观察的重要性，并愿意配合观察；告知老年人在热疗过程中，要自测热疗中皮肤的变化，尤其是皮肤对温度的感觉和观察皮肤颜色的变化。

（2）护理员准备要了解老年人身体状况，包括年龄、病情、治疗状况、意识状况、身体活动度、自理能力、对酒精是否过敏等。要了解老年人热疗的基本情况，包括热疗的方式、热疗的部位及热疗开始的时间。护理员还要了解老年人热疗部位局部皮肤状况，包括局部皮肤的完整性、颜色、温度、质地（柔软度、温润度、弹性）、皮疹、水疱或硬结、皮肤的感觉（尤其对温度的敏感程度）、皮肤的清洁度等。护理员要了解老年人的心理状况，包括老年人的情绪状态，是否知道热疗过程中自我皮肤的观察，是否愿意配合观察等。护理员应了解皮肤的基本知识及老人皮肤的特点、熟悉操作流程及出现皮肤异常后的处理方法。此外，护理员应衣着整洁、洗手、修剪指甲、必要时戴口罩。

（3）用物评估包括：记录本、笔、手表、手电筒，检查用物是否准确能用；凡士林（或95%酒精），当皮肤出现潮红时可涂凡士林保护皮肤或用95%的酒精湿敷局部皮肤有止痛和限制渗出的作用；棉签，必要时准备毛巾。

（4）护理员对环境进行卫生清洁工作，床铺清洁整齐；调节好房间温、湿度，酌情关闭门窗，避免室内有对流风直吹；保持室内安静；调节房间光线，使光线柔和舒适。

（5）用物准备包括：记录本、笔、手表、手电筒、凡士林（或95%酒精）、棉签、必要时准备毛巾。

2. 实施

实施步骤见表3-5。

表3-5 老年人皮肤观察操作

环　节	步　骤	要点说明
操作前	携用物至老年人床旁	再次与老年人沟通取得配合及向老人强调观察皮肤反应的重要性
操作中	观察热疗部位的皮肤："一看"皮肤的完整性、颜色、有无皮疹、水疱及硬结及清洁度（图3-19）；"二听"老年人主诉，判断皮肤功能（图3-20）；"三摸"皮肤，判断皮肤的温度、质地、皮肤的感觉（图3-21）；"四记录"热疗部位及局部皮肤的状况	"一看、二听、三摸、四记录"要做到态度认真、全面细致地观察热疗前皮肤的状况；要做到及时、准确、完整和简要地记录热疗前皮肤的状况

续表

环 节	步 骤	要点说明
操作中	每5~10min继续检查局部皮肤的情况，并询问老年人温热舒适度、有无疼痛等不适及报告老年人热疗中皮肤的状况	若皮肤潮红、疼痛，应停止使用，并在局部涂凡士林以保护皮肤或湿敷95%酒精以止痛和限制渗出（对酒精过敏者禁用此方法）；使用烤灯时以皮肤为粉色的均匀红斑为合适量；做到全面、细致地观察热疗中皮肤的变化，以确保皮肤的安全；热疗过程中及时与老年人沟通询问其感觉
操作后	整理用物	处理用物，消毒后备用
	洗手、记录（表3-6）	记录停止的时间、热疗后局部皮肤的变化、效果及老年人的反应，以便于评价
	协助老人取舒适体位	关爱老年人，必要时休息30min左右后方可外出活动，以免感冒

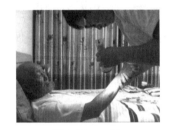 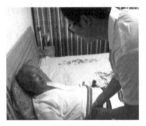 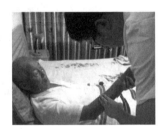

图3-19　一看　　　　　　　图3-20　二听　　　　　　　图3-21　三摸

表3-6　观察皮肤记录表

日期	姓名	热疗部位及皮肤状况	开始时间	停止时间	热疗后皮肤状况及效果	执行者

3. 评价

（1）结构评价。充分、有效地运用了应有的护理资源，同时没有涉及和浪费到其他多余的用物。观察皮肤这一步骤虽然简单但要求高，需要护理员全面细致的观察并认真记录。

（2）过程评价。通过沟通老年人理解观察皮肤的重要性并愿意配合；按照护理程序规范操作，并在整个过程中微笑服务，给老年人带来愉悦的心情，体现了爱伤观念。

（3）结果评价。通过观察老年人的皮肤没有发生异常，热疗后也达到了预期的效果。

知 识 拓 展

1. 皮肤的功能

皮肤具有保护功能，触、痛、冷等各种感知功能，汗腺、皮脂腺的分泌与排泄功能，调节体温的功能，吸收功能，对糖、蛋白质、脂类等新陈代谢功能，对细菌、病毒的免疫作用。

2. 保护老人的皮肤

（1）防止损伤。包括物理性和化学性造成的损伤。例如：被尖锐物体损伤皮肤；长时间暴晒皮肤；卧床老人出现压疮、摔倒等。

（2）防止各种刺激。例如选择柔软的棉质衣服，以免衣服反复摩擦皮肤引起不适；避免吃辛辣、海鲜等、不要喝酒、浓茶、咖啡等刺激性饮品；多饮水，每天至少饮水 2000mL；保持良好情绪，避免情绪波动。

（3）预防增生损害引起的皮肤溃破与恶变。老年人的皮肤会变得敏感且易瘙痒，尤其在冬天，会不自觉地抓挠，导致皮肤破损。一些皮肤增生本身不会破溃和恶变，但是若人为地抓、挠、抠等会引起恶变，如老年血管瘤因瘙痒而被老年人抓破流血。

3. 保养老人的皮肤

（1）温水清洁，避免刺激。用水温在 18~30℃，可选用碱性小的婴儿皂，硼酸皂及香皂。洁面后可涂些润肤油滋润皮肤，对于暴露在外的皮肤，可擦一些润肤油。

（2）经常按摩皮肤。洁面后应经常按摩面部皮肤，按摩时力量要轻柔，主要按摩范围包括前额从中央向两侧按摩，上、下口唇周围从中央向两侧下颌按摩，上、下眼眶从内侧向外按摩等。一般每次 5~10min。

（3）使用营养型护肤品。根据老年人皮肤松弛、多皱、皮下脂肪少、汗腺及皮脂下降的特点，选择营养型护肤品会有助于延缓皮肤老化。因此，花粉类、珍珠类、人参类、维生素类护肤品都比较适合老年人。

（4）经常到户外活动。老年人应经常到室外活动，适当地晒晒太阳，以促进皮肤合成维生素 D，增强皮肤的抵抗力，但不应过分暴晒皮肤。

（5）合理补充营养。经常吃一些新鲜的蔬菜、水果、豆制品、坚果类，如花生、肉类以白肉为主，如鱼肉、蛋类等；尽量少接触刺激性东西，如不抽烟喝酒，少喝浓茶、咖啡，少吃辛辣食物和海鲜等，并保证充足的睡眠。

（6）注意保暖。根据季节变化增减衣服，内衣最好选用棉布或棉织品，质地柔软、吸湿性好、刺激性小；另外，衣物要做到勤洗勤换。

（7）防损伤及干裂。老人皮肤功能下降，皮肤易干燥，手脚皮肤易发生干裂，可涂些凡士林、甘油等防干裂，如果已经发生干裂可用氧化锌软膏等涂抹于患处。

护理新进展

悬浮床是目前国际上医治大面积烧伤、烫伤最先进的医疗器械之一，老年人躺在上面"悬浮"起来。床还分别带有干燥功能，可以及时烘干伤员伤口的渗出液，避免感染和长褥疮。

实训演练

1. 知识型任务训练

训练题目如下。

（1）简述皮肤的结构组成？

（2）老年人的皮肤特点有哪些？

（3）怎样观察老年人热疗后的皮肤？

（4）观察老年人热疗后的皮肤，注意事项有哪些？

2. 技能型任务训练

训练举例如下。

护理员：李奶奶，您好！我是王方，听您说关节又疼了，待会儿我用热水袋给您热敷一会儿，能消炎缓解疼痛。

李奶奶：太好了！小王，我关节正疼得厉害，白天不想吃饭，到了晚上又睡不好，真难受。

护理员：李奶奶，热敷就是把暖水袋放在您疼痛的关节处，时间不超过30min。由于老年人的皮肤功能下降，比较敏感，所以容易烫伤，不过您放心，一会儿给您热敷的时候，我会在您身边定时检查您皮肤的情况。您还有什么不舒服的感觉，告诉我，我会及时处理的，请您配合好吗？

李奶奶：小王，你放心，奶奶一定配合你的工作。

护理员：李奶奶，我先看一下您关节的皮肤情况。

（技能：按照"一看二听三摸"的要求，全面细致地观察李奶奶关节处的皮肤状况。）

护理员：李奶奶，您关节的皮肤挺好的，没有破损、皮疹、水疱及硬结。李奶奶，我这样按压皮肤能感觉得到吗？（轻轻按压其关节皮肤）

李奶奶：能感觉到。

护理员：这样按呢？疼吗？（加大按压力度）

李奶奶：有点疼。

护理员：知道了，李奶奶您放心，我会好好保护您的皮肤。您可以先去个厕所，待会儿您得在床上躺半个小时呢。我去准备用物，您稍等一会儿。

（技能：按规范实施操作。）

护理员：李奶奶，这样躺着舒服吧？奶奶，咱们要开始热敷了，您有什么不舒服一定要及时告诉我，好吗？

李奶奶：好。

（边操作边口述知识要点，尤其要强调暖水袋不能直接接触皮肤，小心谨慎，避免烫伤。）

护理员：李奶奶，您感觉怎么样呀？这个温度可以吗？

李奶奶：正好，挺舒服的。

（边操作边口述知识要点，尤其要强调5~10min左右就得全面、细致地观察皮肤情况，并询问老年人有无不适感。）

护理员：李奶奶，咱们热敷有10min了，您关节的皮肤好着呢，跟热疗前一样，您感觉怎么样？

李奶奶：嗯，感觉挺舒服的。

护理员：那就好，咱们再热敷15min，有什么不舒服的您及时告诉我。

李奶奶：好的。

护理员：李奶奶，时间到了，您关节的皮肤好着呢，您感觉怎么样？

李奶奶：感觉没那么疼了，真是谢谢你了。

护理员：李奶奶，您客气了，这是我的工作，我还得谢谢您的配合呢！

（记录热疗结束的时间、热疗后关节皮肤的状况及热疗后的效果，整理用物。）

护理员：李奶奶，您在床上休息会儿，再下床活动，您先休息，我就不打扰您了。有事您就叫我，我会经常来看您的，再见！

能 力 测 评

项 目	考核项目	练习评价			改进措施
		个人	小组	教师	
知识学习（25分）	说出老年人皮肤的特点（5分） 说出老年人热疗时如何预防皮肤损伤（5分） 说出皮肤观察的内容（5分） 说出热疗不当会造成皮肤发生哪些变化（5分） 说出观察老年人热疗后的皮肤的注意事项（5分） 回答熟练、全面、正确				
技能要求（40分）	能使用"一看、二听、三摸"的方法，全面细致地观察老年人热疗前皮肤的情况（10分） 能全面评估热疗前老年人的身体、心理、及治疗状况（5分） 能使用"一看、二听、三摸"的方法，全面细致地观察热疗中皮肤情况（10分） 能使用"一看、二听、三摸"的方法，全面细致地观察热疗后皮肤的状况（10分） 能准确详细填写记录卡中热疗的时间、热疗部位及热疗前后皮肤的状况（5分） 操作要娴熟、正确、到位				
职业态度（35分）	要有爱伤观念（10分） 对工作要认真负责（10分） 展现良好的仪表仪态（5分） 通过与老年人沟通，使老年人了解热疗中皮肤观察的重要性、方法、注意事项并愿意配合护理员的工作（10分）				
总分（100分）					

子任务4　用冰袋为老年人降温

学习目标

知识目标	知道冷疗的作用与禁忌以及冰袋使用的基本知识
能力目标	能正确使用冰袋为高热老年人进行降温，并能够观察和记录体温的变化
态度目标	态度认真，耐心、细致地观察老人病情，关心老年人，具有爱伤观念

情景导入

刘爷爷，66岁，因天气降温，没有及时添加衣服，出现全身酸痛，流涕、咳嗽、发热等症状，测得体温为39.5℃；现在要求护理员为其使用冰袋进行物理降温，以降低体温、减轻不适感。

问题讨论

1. 目前常用的物理降温有哪些？

2. 冷疗能起到哪些作用？

3. 冷疗的禁忌证有哪些？

4. 使用冰袋降温要注意些什么？

方法指导

按照护理程序科学完成此次任务,在完成的过程中应注意:评估要全面仔细,尤其是老年人的身心状况；准备要充分,注重细节,以免发生安全隐患；操作时动作轻稳,不可忽视冰袋使用过程中对皮肤状况的观察；操作后全面评价整个护理过程,既要达到降温的目的,同时又保持了皮肤功能的完整,避免老年人的局部皮肤发生发紫、麻木及冻伤；在整个护理过程中态度认真负责,观察耐心细致,确保老年人的身心安全。

知识学习

1. 冷疗法常识

冷疗法是利用低于人体温度的物质,作用于机体的局部或全身,以达到止血、止痛、消炎和退热的治疗方法。

1）冷疗的作用

控制炎症扩散、减轻局部充血和出血、减轻组织的肿胀和疼痛、降温。

2）冷疗法的生理效应

降低机体的基础代谢率，使体温降低；收缩局部血管，使血流量减少，血流速度减慢；降低微血管的通透性；白细胞的数量和活动度减少；使肌肉组织和结缔组织的伸展性减弱、柔韧度降低；增加关节腔滑液的黏稠度；减慢神经传导速度。

3）影响冷疗法的因素

（1）方法：冷疗法可分为湿法和干法两大类。一般来说，湿法的效果优于干法。

（2）部位：人体皮肤的薄厚分布不均，浅层的皮肤对冷比较敏感。临床上为高热老年人进行物理降温时，应把冰囊放置在皮肤薄且有大量血管分布的腋下与腹股沟处。

（3）时间：用冷时间过长就会发生继发效应，不仅达不到原有的用冷效果，还会导致不良反应的发生，如寒战、冻伤等。

（4）面积：冷疗面积大，机体反应强；冷疗面积小，机体反应弱。需要注意的是，老年人的皮肤功能下降，冷疗面积越大，耐受性就越差，因此在实施冷疗时，应特别注意观察老人的反应和局部皮肤的状况。

（5）环境温度：用冷温度与体表温度差越大，机体对用冷的刺激反应就越大。如环境温度高于或等于身体温度时，传导散热效果减低；而在干燥的冷环境中用冷，效果则会增强。

（6）个体差异：老年人因体温调节功能下降，因此在为老年人用冷时要特别注意，以免发生不良反应。由于个体差异，每个人的皮下脂肪厚薄是不相同的，对用冷的反应也会不同。

4）冷疗法的禁忌证

（1）局部血液循环明显不良。

（2）慢性炎症或深部有化脓性病灶。

（3）冷过敏、心脏病及体质虚弱者。

（4）部位，包括枕后、耳郭、阴囊处、心前区、腹部、足底。

2. 使用冰袋降温的注意事项

（1）用冷的时间最长不应超过 30min，休息 60min 后可再使用。

（2）注意观察局部皮肤变化，每 10min 查看一次皮肤颜色变化，确保皮肤无发紫、麻木及冻伤发生。

（3）在使用过程中，检查冰块融化情况，及时更换与添加。

（4）物理降温应在用冷 30min 后测量体温并记录。

操作步骤

1. 准备

（1）护理员应确保老年人了解用冷的意义，接受使用冰袋进行物理降温，并了解正确使用冰袋的方法。

（2）护理员应了解老年人身体状况，包括年龄、病情、治疗状况、意识、身体活动度和自理能力等；应事先了解老年人局部皮肤状况，包括局部皮肤的完整性、颜色、温度、质地（柔软度、温润度、弹性）、皮疹、水疱或硬结、皮肤的感觉（尤其对温度的敏感程度、有无麻木感）、皮肤的清洁度及对冷是否过敏等。还要了解老年人的心理状况，老年人的情绪状态，是否愿意配合观察等。护理员应衣着整洁、洗手、修剪指甲、必要时戴口罩。

（3）在冷敷之前，护理员对环境进行卫生清洁工作；调节好房间温湿度，酌情关闭门窗，避免室内有对流风直吹；调节房间光线，使光线柔和舒适；确保环境是否安静、舒适。

（4）用物准备包括冰袋及布套各一个（或自制冰袋如冷冻袋装的水等），如图 3-22、图 3-23 所示；其他用物还包括冰块适量，小勺、脸盆各一个，笔及记录本，冰袋及布套无破损，盆大小合适及冰块够用。

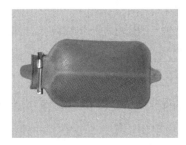

图 3-22　医用冰袋

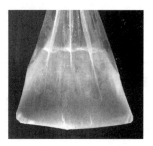

图 3-23　自制冰袋

2. 实施

实施步骤见表3-7。

表 3-7　冰袋使用操作实施

环　节	步　骤	要点说明
操作前	检查冰袋有无破损，冰袋夹子是否能夹紧	以防冰融化后漏水
	将冰块放入脸盆内，用水冲去冰的棱角，再装入冰袋约 1/2~2/3 满，排尽空气，夹紧袋口，擦干，倒提，检查无漏水后，装入布套内	以防有棱角的冰块刺激患者，产生不适；冰袋装入布套，避免与老年人的皮肤直接接触，也可吸收冷凝水汽
操作中	携用物至老年人处，向老年人再次解释	微笑与老年人交流，取得老年人配合
	将冰袋放置所需位置	高热降温时，冰袋置于前额、头顶部或体表大血管经过处，如颈部两侧、腋窝、腹股沟等处；放置前额时，也可将冰袋悬吊在支架上，以减轻局部压力，但冰袋必须与前额皮肤接触，如图 3-24 所示
	冷疗时间不超过 30min，用于降温 30min 后测量体温，当体温降至 38℃ 以下时，取下冰袋	掌握使用时间，以防止继发性效应影响治疗结果；测量体温时不宜测量腋下温度，以免影响测量体温的准确性
	冰袋内冰块融化后，应及时更换	不应影响治疗结果
	随时观察效果与反应	一旦发现局部皮肤发紫，有麻木感，应立即停止使用冰袋，防止冻伤
操作后	用完后，将冰袋内冰水排空，倒挂，晾干，存放在阴凉处备用，布套洗净备用	防止冰袋破损，影响再次使用
	洗手、记录	将降温后的体温应记录在体温单上或指定记录本

3. 评价

（1）结构评价。充分、有效地运用了应有的护理资源，包括冰袋、盆、笔、记录本等，同时也没有牵扯和浪费到其他多余的用物。操作不复杂，护理员自己即可完成，人力、物力调配合理。

（2）过程评价。通过沟通老人理解并愿意配合
操作，满足了老年人的需求；护理技术运用适当、
完善、及时；整项护理任务按照护理程序规范实施，
在整个护理过程中，微笑着与老年人交流，用爱心、
关心、责任心打动老人的心，使其有良好的情绪，
有利于老年人的康复。

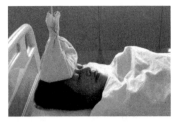

图 3-24　冰袋置于前额

（3）结果评价。在整个护理过程中通过细致观察，老年人局部皮肤无发紫、
麻木及冻伤等状况出现，物理降温 30min 后，测得体温降至 38℃，达到了物理
降温的效果。

知 识 拓 展

根据冷疗面积及方式，冷疗法可分为局部冷疗法和全身冷疗法。局部冷疗法
包括使用冰袋、冰囊、冰帽、冰槽、冷湿敷法和化学致冷袋等；全身冷疗法包括
温水擦浴、乙醇擦浴、冰盐水灌肠等。下面重点介绍一下局部冷疗法的其他方法。

1. 冰囊的使用

冰囊使用的目的是降低体温，局部消肿、止血、阻止发炎或化脓，减轻疼痛。
使用方法同冰袋的使用（图 3-25）。

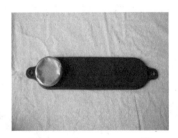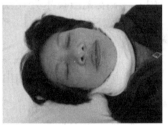

图 3-25　冰囊

2. 冰帽（冰槽）的使用

使用冰帽（冰槽）的主要目的是头部降温，防治脑水肿并减轻脑细胞的损害。
使用时将老年人头部置于冰帽内，用海绵衬垫于老人的两耳郭处及枕颈部，注意
防止冻伤耳郭与枕部；将小枕头垫放于老年人肩下，保持呼吸道通畅；冷疗时间
最长不得超过 30min，休息 60min 后可再次使用，给予局部组织复原时间；每半
小时测量生命体征一次，肛温不低于 30℃；观察头部皮肤变化，每 10min 查看

一次局部皮肤颜色，尤其注意老年人耳郭部位有无发紫、麻木或冻伤；注意心率变化，无心房纤颤、心室纤颤与房室传导阻滞的发生。

3. 化学制冷袋

化学制冷袋可替代冰袋，又称保健冰袋，是一种采用高分子材料研制而成的制冷袋；有高效蓄冷，降温在﹣3℃低温下，仍保持良好的弹性，具有方便、实用等特点。化学制冷袋有两种：一种是一次性的；另一种可反复使用的，又称超级冷袋（图3-26）。

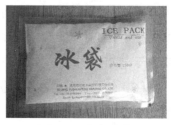

图3-26 超级冰袋

使用时将化学冰袋放入冰箱冷冻室，冷冻数小时即可使用或备用；取出经过冷冻后化学冰袋置放身体需要部位，2个化学冰袋可交换冷冻使用；如化学冰袋太凉，可加绒布套包裹；使用过程中注意观察局部皮肤状况。

4. 冷湿敷法

采用湿冷敷的目的是降温，早期扭伤、挫伤的消肿、止痛、止血。使用时敷布湿度得当，以不滴水为宜；高热老年人降温敷于前额部；每3~5分钟更换一次敷垫以确保冷敷效果，持续冷敷 15~20min；注意观察局部皮肤变化，每 10min 查看一侧局部皮肤颜色。使用过程中，检查湿敷情况，及时更换敷布；如冷敷部位为开放性伤口，须按无菌技术处理伤口；体温降至38℃以下时停用。

护 理 新 进 展

老年人发热时也可自行用凉爽病巾、冰领带降温，或一些新型的柔性冰袋等降温，如图3-27所示，即为一种新型的冰爽眼罩。

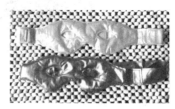

图3-27 冰爽眼罩

实 训 演 练

1. 知识型任务训练

训练题目如下。

（1）什么是冷疗法？

（2）冷疗的作用及禁忌证有哪些？

（3）身体对用冷会产生什么样的反应？用冷时间过长会产生什么影响？为什么？

（4）王奶奶，65 岁，因感染发热，测得体温 39.8℃，请问如何对王奶奶进行护理？

（5）简述用冰袋降温的流程及注意事项。

（6）乙醇擦浴的禁忌有哪些？

（7）冰帽使用的注意事项有哪些？

2. 技能型任务训练

训练举例如下。

护理员：刘爷爷，您好，我是小李。您刚才测得的体温是 39.5℃，属于高热，一会儿我用冰袋给您物理降温，您能理解吗？

刘爷爷：什么是物理降温？

护理员：物理降温，就是不吃退烧药，先用一个特质的袋子，里面装上冰块，把这个冰袋放在您的额头上，给您降温，效果不错的，您看行吗？

刘爷爷：好的。

护理员：刘爷爷，您先休息会儿，我去准备用物，一会儿再来。

（技能：准备用物，检查冰袋有无破损，冰袋夹子是否能夹紧；将冰块放入脸盆内，用水冲去冰的棱角，再装入冰袋约 1/2~2/3 满，排尽空气，夹紧袋口，擦干，倒提，检查无漏水后，装入布套内，备齐用物，携用物至刘爷爷床旁。）

护理员：刘爷爷，我准备好了，您躺好，我把冰袋放在您的额头上。

（技能：将冰袋悬吊于支架上，以减轻局部压力，但是冰袋必须与前额皮肤接触。）

护理员：刘爷爷，冰袋放好了，感觉压得狠吗？

刘爷爷：不压，凉凉的，挺舒服的。

护理员：那就好，这个冷敷时间不能超过 30min，在这个过程当中您有什么不舒服就告诉我，我会及时给您处理的。

（技能：随时观察、检查冰袋有无漏水、夹紧；每 10min 密切观察老人的局部皮肤状况，若冰块融化，及时更换新冰块，以免影响降温效果。）

护理员：刘爷爷，时间到了，我给您取下来。

（技能：冰袋用毕后，将冰倒空晾干，备用。）

（物理降温 30min 后复测体温，若体温降至 39℃ 以下，停止物理降温。）

护理员：刘爷爷，您平时要多注意身体，增强抵抗力呀，经常做有氧运动比如慢走、打太极拳等，多吃新鲜的蔬菜、水果等；还有，平时多喝水，像您今天感冒了，更要多喝水，知道吗？

刘爷爷：知道了，小李，谢谢你告诉我这么多，平时我还真得多注意，就是身体抵抗力差，感冒了。

护理员：刘爷爷，您客气了，这是我应该做的，您好好休息，我就不打扰您了。有事您就叫我，我也会经常来看您的，刘爷爷再见！

能 力 测 评

项　　目	考核项目	练习效果			改进措施
		个人	小组	教师	
知识学习（25分）	说出冷疗的作用（5分） 说出什么是继发效应（5分） 说出冷疗的注意事项（5分） 说出影响冷疗的因素（5分） 说出冷疗的禁忌（5分） 回答熟练、全面、正确				
技能要求（37分）	能正确评估老年人冷疗前的皮肤状况（8分） 熟悉冰袋的使用，并正确地使用冰袋进行物理降温（8分） 根据冷疗不同的目的能够正确放置冰袋所需的位置（8分） 能在老年人冷疗过程中询问老年人的感觉及观察老年人局部皮肤情况（8分） 能准确、详细填写记录卡中冷疗的时间、冷疗部位皮肤的状况（5分） 操作要娴熟、正确、到位				
职业态度（38分）	要有爱伤观念（10分） 对工作要认真负责（10分） 展现良好的仪表仪态（8分） 通过与老年人沟通，使老年人了解冷疗的目的及注意事项并愿意配合护理员的工作（10分）				
总分（100分）					

子任务 5　为老年人进行温水擦浴

知识目标	知道温水擦浴的方法、步骤及注意事项
能力目标	会正确实施温水擦浴的操作
态度目标	操作严谨认真，沟通良好，具有爱伤观念

情 景 导 入

李奶奶，66岁，高热，测其腋温38.9℃，并伴有头晕、头痛等症状，医嘱给予物理降温，进行温水擦浴。

问 题 讨 论

1. 温水擦浴进行物理降温的指征是什么？

2. 温水擦浴进行物理降温的原理、方法、步骤及注意事项有哪些？

3. 温水擦浴进行降温较化学方法有什么好处？

方 法 指 导

按照护理程序科学完成此次任务,在完成的过程中应注意:评估要全面仔细,尤其是老年人的身体状况、配合程度;准备要充分,注重细节;操作时动作要轻,随时观察老年人的生命体征变化,注意保暖,保护老人隐私,维护安全;操作后全面评价整个护理过程,并进行复测体温,观察降温效果,确保操作安全、高效,不会引起任何并发症。

知 识 学 习

温水擦浴是利用冷直接与皮肤接触,通过传导、蒸发等物理作用,来达到降低体温的目的。

1. 温水擦浴的适用范围

该方法适用于高热、中暑的老年人。

对脑外伤、脑缺氧老年人,可利用局部或全身用冷,降低脑细胞的代谢,减少脑细胞需氧量,以利于脑细胞功能的恢复。

2. 温水擦浴的优点

既安全又有效且操作方便。

（1）可使体表血管扩张、改善血液循环，减轻组织缺氧、增强新陈代谢，降低痛觉神经的兴奋性，使组织松弛，解除肌肉痉挛而引起的疼痛。

（2）使老年人感到舒适，同时还可起到消除汗液、清洁皮肤的作用，且不会出现惊厥和出血的危险。

3. 温水擦浴时需注意的事项

（1）操作中应随时观察老年人的全身及局部反应，如出现皮肤青紫、面色苍白或脉搏、呼吸、神色有异常变化等必须停止。

（2）擦浴前先放冰袋于头部以助降温，并防止擦浴时表皮血管收缩，血液集中到头部引起充血；放热水袋于足部，使老年人舒适并减少擦浴的不良反应。

（3）在腋下、肘窝、腘窝、腹股沟处可反复多擦几遍，擦浴时间可稍延长，以更好地达到降温效果。

（4）擦浴时力量要均匀且适中，避免用力过猛或过度牵拉皮肤造成皮肤损伤，擦浴过程中可轻轻按摩以促进血管扩张。

（5）在擦浴过程中要注意更换或添加热水，保持水的温度和清洁。

（6）擦浴时间控制在 15～20min，尽量减少暴露。

操 作 步 骤

1. 准备

（1）护理员要协助老年人如厕，不能下床者协助其在床上大小便；使老年人理解操作目的、步骤及配合事项；通过护理员的讲解宣教，使老年人了解温水擦浴进行物理降温的相关知识。

（2）护理员要了解老人的身体状况，包括老年人的年龄、病情、身体活动度、自理能力、皮肤情况、有无导管等。

（3）护理员要了解老年人心理状况，包括老年人对此操作的认知状况，是否理解操作的目的、步骤及注意事项，是否愿意配合；着装整齐、洗手、戴口罩。

（4）进行擦浴的房间要关门窗（给老年人解释操作用途，且操作要轻），调节室内温、湿度。老年人居室一般可调节为：温度 28℃，湿度 60%。请出异性家属，有其他老年人同居一室时可使用屏风遮挡。

（5）准备所需基本用物包括以下几项。

① 护理治疗车上层备：治疗盘两个，其中一个治疗盘，盘内盛放热水袋、冰袋（热水袋、冰袋提前在准备室准备好，备用）；另一个治疗盘，盘内盛放小方巾 4 块（上下肢各 2 块，可以挖个小洞进行区分）、水温计 1 个、清洁衣裤 1 套、浴巾 1 条、记录本、笔。

② 护理治疗车下层备：污水桶 1 个（可盛水 10L 左右），脸盆 2 个（上下肢分开，可以用不同颜色区分）， 盛有清洁冷水的桶 1 个（可盛水 8L 左右）。

（6）检查热水袋和冰袋（见任务 1、任务 4）。

（7）准备温水。具体步骤如下。

① 选择普通水温计。水温计刻度清晰、结构完好、水银无外漏、无超范围温差。

② 准备适当容器。热水壶选用 2000mL 规格即可；脸盆选用普通塑料盆，盛装 2/3 的水端起时不变形即可，可容纳约 5000mL 水。

③ 兑水。夏天时，热水∶冷水≈1∶5；冬天时，比例可适当增加（比例仅作参考，具体以实际水温计测量水温控制）；总水量控制在 3000mL 左右。

（8）检查毛巾。毛巾不易过大或过小，选尺寸约 25cm 的小方巾为宜，质地应柔软、吸水性强，颜色尽量选择纯白色。

（9）检查清洁衣裤。大小合适，季节适合（质地柔软吸汗，对皮肤无刺激；上衣选择对襟，容易穿脱；裤子选松紧带裤腰，容易打理）。

（10）检查浴巾。对浴巾的要求如下。

① 色调单一，更显干净、整洁，老年人也更容易接受。

② 尺寸不易过大或过小，以长边可以比腿长（图 3-28），短边对折后比大腿根部宽为宜（图 3-29）。

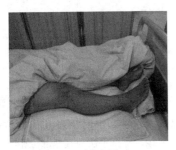　　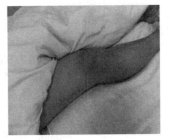

图 3-28　浴巾尺寸 1　　　　　　图 3-29　浴巾尺寸 2

③ 质地应柔软吸水性强，对皮肤无刺激。

2. 实施

实施步骤见表3-8。

表3-8　擦浴操作

环　节	步　骤			要点说明
操作前	携用物到床旁、核对解释			确认操作对象，取得老年人的配合
	将用物放于易取、稳妥处			便于取用且保证安全
	屏风遮挡			保护老年人隐私
	根据病情放平床头、床尾支架，松开盖被			卧位舒适且方便操作
	协助老年人移近护理员侧，取舒适卧位，保持平衡			操作省力且安全
	兑温水			水温控制在 32~34℃
	放热水袋于足底（图3-30）			给足底保暖，防止用冷后足底血管收缩
	放冰袋于额头（图3-31）			用于头部降温，保护脑细胞
操作中	上半身擦拭	协助老年人脱去上衣，在上肢的下方垫大浴巾擦拭		肢体无患时，先脱近侧后脱远侧；肢体有患时，先脱健侧后脱患侧；擦拭过程中尽量少暴露，以免着凉
		将浸湿的热毛巾拧干，毛巾缠于手上，方法如图3-32所示		水过多会弄湿床单位，将毛巾拧至不滴水为宜
		一手轻拍浅表大血管（腋下、腘窝处），一手擦拭（图3-33）		每侧肢体 3~5min；充分散热
		擦拭顺序	颈外侧→上臂外侧→手背	先擦拭远侧，再擦拭近侧
			侧胸→腋窝→上臂内侧→手掌	腋窝处擦拭时间可延长，以利散热
			同样的方法擦拭另一侧	顺序手法均相同
			协助老人侧卧，露出背部，下垫浴巾（图3-34）	按照正确的方法协助老年人侧卧，避免拖拉，损伤皮肤；协助老年人侧卧时注意是否有导管，有导管时，注意妥善处理，保持通畅
			自颈下肩部擦拭至臀部 3~5min。擦拭方法同上	擦拭背部时注意其他部位的保暖；擦拭手法与其他部位相同
		协助老人穿清洁上衣，取平卧位		肢体无患时，先穿远侧后穿近侧；肢体有患时，先穿患侧后穿健侧

续表

环　节	步　骤		要点说明
操作中	下半身擦拭	协助老年人脱去裤子，在下肢的下方垫大浴巾擦拭（图3-35）	肢体无患时，先脱近侧后脱远侧；肢体有患时，先脱健侧后脱患侧
		更换水盆、毛巾，兑温水	保持清洁
		用擦上肢方法擦拭下肢，边擦边拍打腹股沟、腘窝处	每侧肢体擦拭 3min，充分散热；擦拭过程中尽量少暴露，以免着凉
		擦拭顺序：髋部→大腿外侧→足背	先擦拭远侧，再擦拭近侧
		腹股沟→大腿内侧→内踝	腹股沟处擦拭时间可延长，以利散热
		股下→腘窝→足跟	腘窝处擦拭时间可延长，以利散热
		同样的方法擦拭另一侧	顺序手法均相同
		擦拭完毕，用浴巾擦干后协助老年人穿上清洁的裤子	肢体无患时，先穿远侧后穿近侧；肢体有患时，先穿患侧后穿健侧
操作后		移开热水袋	擦浴完毕，不用再足部保暖
		协助老年人躺卧舒适	促进舒适，减轻劳累
		清理用物	用物还原，以备后用；处理污物，保持清洁
		擦拭结束 30min 后测体温，做记录	体温降至 39℃以下，撤去头部冰袋

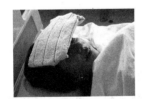

图 3-30　额头冰袋

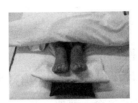

图 3-31　足底热水袋

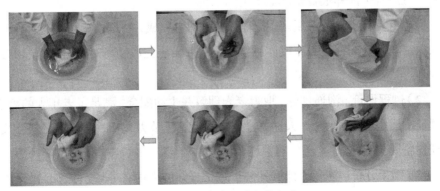

图 3-32　毛巾缠于手上的方法

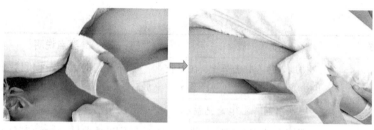

图 3-33　擦拭方法

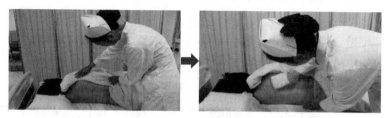

图 3-34　擦拭背部

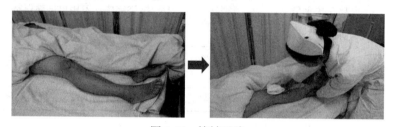

图 3-35　擦拭下肢

3. 评价

（1）**结构评价**。充分、有效地运用了应有的护理资源，包括治疗车、水温计、毛巾、浴巾、冷、热水、屏风、治疗盘、水桶、热水袋、冰袋，记录本、笔等；同时，也没有牵扯和浪费到其他多余的用物。

操作虽要求较高但不复杂，护理员自己即可完成，特殊情况可两人合作（老年人病情较重，配合能力差或体重较重、一人无法完成翻身时），人力、物力调配合理。

（2）**过程评价**。沟通良好，取得老人理解并主动配合，满足了老年人的需求；护理技术运用适当、完善、及时，操作过程运用了节力技巧；整项护理任务按照护理程序规范实施。

（3）**结果评价**。老年人能够知晓护理员告知的事项，对服务满意；操作过程安全，老年人未出现异常情况；老年人感觉舒适度增加，身心感到愉悦；通过宣教，使老年人知道了温水擦浴降温的相关知识。

知识拓展

根据冷疗面积及方式，冷疗法可分为局部冷疗法和全身冷疗法。局部冷疗法包括使用冰袋、冰囊、冰帽、冰槽、冷湿敷法和化学致冷袋等；全身冷疗法包括温水擦浴、乙醇擦浴、冰盐水灌肠等。下面重点介绍一下全身冷疗法的其他方法。

1. 酒精擦浴

其目的和操作方法同温水擦浴，在用物准备方面有所不同，需备 32℃左右、30%~50%乙醇 200~300mL；同时，须注意血液病患者、新生儿禁忌使用酒精擦浴。因血液病人凝血机制差，酒精擦浴可使皮肤出现散在的出血点；新生儿皮肤薄，毛细血管丰富，而大脑皮层发育不完善，易致酒精中毒而加重高热惊厥。

2. 冰盐水灌肠

应用低温溶液（28~32℃生理盐水，中暑老人用 4℃生理盐水，也称冰盐水）为高热老人降温。

（1）注意保护老年人隐私，以免老年人心理紧张；操作中尽量减少肢体的暴露，防止老年人受凉。

（2）调试合适的溶液温度、浓度、量及灌肠时的流速和压力。

（3）伤寒老年人要用低压灌肠法，灌肠袋液面距肛门30cm，溶液量 300~500mL。

（4）灌肠过程中随时观察老年人的情况，发现脉速、面色苍白、出冷汗、剧烈腹痛、心悸气急时应立即停止灌肠，并报告医生。

（5）对患有急腹症、消化道出血等的老年人不宜进行大量不保留灌肠。

（6）插肛管时动作要轻柔，对有肛门疾病的患者更应小心，以免造成损伤。

护理新进展

下丘脑功能紊乱所导致的中枢性高热，体温升高迅速，降温效果不良。为探讨较理想的降温方法，一些护理专家开展了中枢性高热静脉降温法的临床研究，其方法是将病人常规输入的液体置于冰箱，待液体温度降为 0~10℃时取出，用棉套保温，按"静脉输液法"把液体输入病人体内，其降温疗效显著，降温有效率高达100%。而此种方法降温不影响其他生命体征的维持，可以说通过静脉滴注低温液体使高热患者降温的方法是一项全新的尝试。

实训演练

1. 知识型任务训练

训练题目如下。

（1）简述温水擦浴的概念。

（2）简述温水擦浴进行物理降温的指征。

（3）温水擦浴的禁忌部位有哪些？为什么？

（4）温水擦浴的目的、步骤及注意事项有哪些？

（5）如何正确使用热水袋和冰袋？

（6）如何进行护理员、环境、老年人、用物评估？

（7）温水擦浴进行物理降温有哪些优点？

2. 技能型任务训练

训练举例：（情景剧——与之前的任务情景呼应）。

护理员：李奶奶，您好！我是王丽，您现在发热是吗？我马上给您降温，为更快速地降温，我们选择了温水擦浴，您能理解吗？

李奶奶：理解。

护理员：温水擦浴就是用温度32~34℃的水擦拭全身，以增加散热来降低体温，擦拭过程中您可能会感觉有点凉但不会疼痛，您可以配合我吗？

李奶奶：好的。

护理员：让我来检查一下您的皮肤好吗？

（技能：在老年人的配合下，检查需要擦拭的部位的皮肤是否完整，有无破损、炎症、红肿等现象。）

护理员：胳膊和腿可以自由活动吗？

（技能：指导老年人在床上活动肢体。）

李奶奶：行的。

护理员：李奶奶，您需要去一下卫生间吗？

李奶奶：不用了。

护理员：李奶奶，我要给您擦浴了。温水擦浴是一种温和、不刺激的物理降温方法，操作也简便，不用害怕，我帮您放平床头吧，这样您会感觉舒服一些，也方便我的操作。

李奶奶：我这样半躺着也好一会了，是有些累了，你帮我放平吧。

（技能：稳稳将床放平，拆松床尾，兑水，准备用物。）

护理员：李奶奶，我帮您向床边挪一下好吗？

李奶奶：我自己可以，（边说边向床边挪）你看挪到这里可以吗？

护理员：可以了李奶奶，您小心一点。李奶奶，这是一个冰袋，我要给您放在额头，会有些凉，但这样会保护您的脑细胞不受损，也可以帮助降温，同时要在足底放一个热水袋，这样在擦浴的过程中会减轻您的不适，您能理解吗？

李奶奶：理解。

护理员：李奶奶，我们已经准备好了，我来帮您脱下上衣吧……

护理员：李奶奶，我先来帮您擦左侧好吗……

护理员：李奶奶，腋窝和肘窝这里更容易散热，我要擦得久一些，您能理解吗……

护理员：李奶奶，您配合得很好，下面我要帮您向里翻个身，我要擦一下背部……

护理员：李奶奶，胸部和腹部是不能用冷的，会出现不良反应，我就不给您擦这里了。

护理员：来，李奶奶，我帮助您翻过身来，我帮您穿上一件清洁的上衣……

护理员：李奶奶，您要是感觉衣服不舒服了，可以随时叫我，我会给您拿清洁的来换。

护理员：李奶奶，上身已经擦好了，下面该擦下身了，我来帮您脱下裤子，您配合我一下。

护理员：李奶奶，我还是先帮您擦左侧吧……

护理员：李奶奶，腹股沟和腘窝我要擦得时间长一点，这样更利于散热，和上肢腋下、肘窝一样，您配合一下……

护理员：李奶奶，您配合得很好，有没有什么不舒服……

护理员：李奶奶，我帮您换条清洁的裤子……

（技能：以上按操作规程操作，边做边口述操作要点。）

李奶奶：谢谢你啊小王，我感觉舒服多了。

护理员：不客气，这是我该做的，热水袋不用了，我给您拿走了，冰袋暂时不拿，等 30min 后，我给您测了体温再决定拿不拿，体温能降至 39℃以下，就撤去冰袋，您可以配合吗？

李奶奶：好的。

护理员：好的，李奶奶，被子我给您盖好了，您先这样躺着休息一下，30min后，我再来给您测体温，好吗？

李奶奶：好的。

护理员：好的，您好好休息，如果有什么不适或需要，您可以按铃，我过一会儿再过来。再见！

能 力 测 评

项　　目	评价标准	练习评价			改进措施
		个人	小组	教师	
知识学习（24分）	说出温水擦浴进行物理降温的目的（5分） 说出温水擦浴进行物理降温的注意事项（5分） 说出温水擦浴的指征（3分） 说出温水擦浴进行物理降温的原理（3分） 说出温水擦浴进行物理降温的适应证（3分） 说出温水擦浴进行物理降温的禁忌部位（5分） 回答熟练、全面、正确				
技能要求（44分）	能正确与老年人沟通并取得配合（2分） 能正确进行护理员、用物、老年人、环境的评估（3分） 能按要求做好各项准备（5分） 能按要求将用物放在合适的操作位置（2分） 能按要求进行擦浴时头部降温和足底保暖（2分） 能全面擦拭老年人身体，动作轻柔，手法正确，力度合适，保证有效降温，并能有效避开禁忌部位（12分） 能正确为老年人脱穿衣裤（5分） 能在操作过程中有效为老年人保暖（5分） 能进行有效遮挡，保护老年人隐私（3分） 能正确进行用物处理（5分） 操作要娴熟、正确、到位				

项　　目	评价标准	练习评价			改进措施
		个人	小组	教师	
职业态度（32分）	注意保护老年人隐私（8分） 尊重老年人，有爱伤观念（7分） 展现良好的仪表仪态和熟练的操作技巧（5分） 与家属及老年人沟通有效（7分） 言语和操作间体现对老人的理解和保护（5分）				
总分（100分）					

子任务6　测量老年人冷疗后的体温

学习目标

知识目标	知道常用体温计的种类和构造 知道体温计的消毒与检测方法
能力目标	会选择合适的体温计 会正确测量体温 会判断老年人的体温是否异常
态度目标	态度认真细心，具有爱伤观念

情景导入

　　张奶奶，体温38.8℃，护理员为其进行冰袋物理降温，已降温半小时，为确定降温的效果，接下来由护理员为老年人测量体温。

问题讨论

　　1. 如何为老年人选择适合的体温计？

　　2. 如何进行体温计的消毒与检测？

　　3. 测量体温的方法有哪些？

4. 如何根据冷疗的方式选择合适的测温方式？

5. 如何向老年人交代使用体温计的注意事项？

6. 如何进行体温值的记录？

7. 如何判断体温是否异常？

方 法 指 导

按照护理程序科学完成此次任务,在完成的过程中应注意:评估要全面仔细,准备要充分,根据老年人身体状况和冷疗方式选择合适的体温测量工具和测量方法;操作时动作轻柔,不可忽视体温计使用过程中有效性的观察,操作后全面评价整个护理过程,既要达到测量体温的目的,同时也要保证体温计的使用安全。建议案例教学、分组学习、情景模拟。

知 识 学 习

1. 体温的基本知识

（1）正常体温,见表3-9。

表3-9 成人体温正常范围及平均值

部位	正常范围/℃	平均温度/℃
口腔	36.3~37.2	37.0
腋窝	36.0~37.0	36.5
肛门	36.5~37.7	37.5

（2）体温过高,如表3-10所示。

表3-10 成人异常体温程度判断

体温异常类型	程度判断（以口腔温度为例）	
体温过高	低热	37.3~38.0℃;
	中等热	38.1~39.0℃;
	高热	39.1~41.0℃;
	超高热	超过41.0℃

2. 体温计的基本知识

1）体温计种类和构造

（1）水银体温计:又称玻璃体温计,它的玻璃管外带有刻度,指示温度范围

35 ~ 42℃，每 1℃之间分成 10 个小格，每一小格为 0.1℃，在 0.5℃处用较粗的线标记，在 37℃处则有醒目的红色标记。水银体温计为目前养老护理及居家养老最常用的体温测量工具。

水银体温计的优点是示值准确、稳定性高、价格低廉、不用外接电源；缺点是易碎，存在水银污染的隐患，测量时间较长，读数较费事。玻璃水银体温计根据测量的部位不同，分为口表、腋表、肛表，构造有所不同，见表 3-11、如图 3-36 所示。

表 3-11　口表、腋表、肛表构造

体温计	玻璃管构造	球部构造
口表	呈三棱镜状	细长（扩大皮肤接触面）
腋表	呈扁平状（扩大皮肤接触面）	细长（扩大皮肤接触面）
肛表	呈三棱镜状	粗短（防止插入肛门时折断或损伤黏膜）

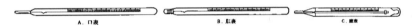

图 3-36　水银体温计

（2）电子体温计：由电子感温探头及显示器等部件组成，测温准确灵敏度高。使用时，将探头插入塑胶护套中置于测量部位，当体温计发出蜂鸣声，再持续3s 后，即可读取所显示的体温值，一般多用于家庭中（图 3-37）。

电子体温计的优点包括读数清晰、携带方便、准确度高，误差一般不超过 ±0.1℃，读数和携带均方便；缺点是准确度受电子元件及电池供电状况等因素影响，且消毒不方便。

（3）可弃式体温计：是一种特殊的纸板条，其构造为含有对热敏感的化学指示点薄片，测温时点状薄片随机体的温度而变色，显示所测温度。这种体温计为一次性用物，适用于测量口腔温度，放在口内测量 1min，即可测得体温，如图 3-38 所示。其优点为：价格不高，体积较小，便于携带和储存。

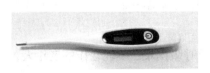

图 3-37　笔式电子体温计

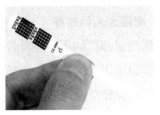

图 3-38　可弃式体温计

（4）红外体温计：适合急重病老年人使用（图 3-39）。红外体温计主要分为接触式与非接触式两种。接触式红外体温计常见的有耳温计、额温计以及多功能体温计，可以随时测量，快速得知体温变化。非接触式红外体温计最常见的是额温枪，只需将探头对准额头，按下测量按钮，仅有几秒钟就可得到测量数据。

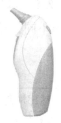 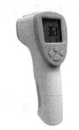

（a）耳式红外线测温计　　　　　　　　　　（b）额式红外线测温计

图 3-39　红外体温计

红外体温计的优点是非接触、快速测温、减少传染；缺点是受体表下血液循环及周围环境导热状况的影响较大。

2）使用体温计的注意事项

（1）切忌把体温计放入热水中清洗或放在沸水中，以防爆裂。

（2）老年人进食、饮水、进行雾化吸入、面颊冷热敷时，须隔 30min 后测口腔温度；腋窝局部冷热敷时，应隔 30min 再测量腋温；灌肠、坐浴后须隔 30min 再测肛温。

（3）病情危重、躁动或有认知功能障碍的老人，应设专人守护，防止发生意外。

（4）若老年人不慎咬破体温计时，首先应立即清除玻璃碎屑，以免损伤唇、舌、口腔、食管及胃肠道的黏膜；再口服牛奶或蛋清液，保护消化道黏膜并延缓汞的吸收；若病情允许，可食用大量粗纤维食物(如韭菜等)，以加速汞的排出。

（5）如发现体温与病情不相符合，应守在老年人身旁重新测量，必要时可同时测口温和肛温作对照。

3. 测量体温的基本知识

1）测温方式的选择

根据测量部位的不同，测温方式包括口温、腋温和肛温。但测温方式的选择通常会受以下因素的影响。

（1）精神异常、昏迷、口鼻腔手术以及呼吸困难、不能合作的老年人，不宜测量口温。

（2）消瘦不能夹紧体温计、腋下出汗较多、肩关节受伤以及腋下有炎症、创伤或手术的老年人，不宜测量腋温。

（3）凡直肠或肛门手术、腹泻、冠心病的老人，不宜测量肛温。

（4）冷疗时，头面部冷疗不宜测量口温；腋下冷疗、冷湿敷、擦浴，不宜测量腋温；灌肠降温后，不宜测量肛温。

2）体温测量后的记录

护理员还应将所测得的体温绘制于体温单上。护理员应掌握物理降温后体温单的绘制方法。

（1）体温符号：口腔温度以蓝"●"表示，腋下温度以蓝"×"表示，直肠温度以蓝"○"表示。

（2）在体温单 35～42℃之间，按实际测量数值，绘制体温符号，相邻体温符号之间以蓝线相连。要求符号大小一致，连线平直。

（3）物理降温或药物降温后 30min 所测的体温，绘制在降温前体温的相应纵格内，以红"○"表示，并用红色虚线与降温前的体温相连。下一次体温应与降温前体温相连。

（4）当体温低于35℃时，则用蓝笔在35℃线上画蓝"●"，并在蓝点处向下画"↓"，长度不超过两个小格。

（5）遇拒测、外出时，前后两次体温曲线应断开不连。

（6）如体温与前次数值差异较大或与病情不符，应重新测量，无误后在原体温符号上方画蓝"v"，以示核实过。

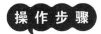 **操 作 步 骤** **（以水银体温计为例）**

1. 准备

（1）保证老年人在安静状态下测量，老人若有运动、进食、冷热饮、冷热敷、洗澡、坐浴、灌肠等，应休息 30min 后再测量。

（2）护理员应了解老年人的年龄、病情、身体活动度、自理能力；了解老年人接受冷疗的基本情况，包括冷疗的方式、部位、时间。此外，护理员还要使老年人理解操作目的、愿意配合操作。通过讲解宣教，让老年人了解测量体温的注意事项，并协助老年人取合适体位。护理员应有能力处理老年人测温部位的皮肤状况，如有无破损、炎症、出血等。护理员着装整齐、洗手、戴口罩。

（3）进行测温的房间应温度适宜，光线充足，必要时屏风遮挡。

（4）用物准备。具体用物如下。

① 治疗盘内备：容器两个（一个为清洁容器盛放已消毒的水银体温计，另一为盛放测温后的体温计），含消毒液纱布，有秒针的表，记录本及笔。

② 若测肛温，另备润滑剂、棉签、卫生纸。

③ 检测体温计质量，使用中的体温计应定期进行准确性的检查，使用后妥善保存。方法：将体温计的水银柱甩至35℃以下，再同时放入已测好的40℃的温水中，3min后取出检视；如读数相差在0.2℃以上或玻璃管有裂隙、水银柱自行下降的体温计则不能再使用。

④ 检查体温计性能，确定体温计是否符合要求，最低温度值35℃和最高温度值42℃，保证刻度清晰，无破损。

⑤ 甩体温计，甩体温计时捏紧体温计前端，以前臂带动手腕部的力量向下甩，注意避开墙壁、桌子、床栏等硬物，以防体温计碰碎。将体温计刻度甩至35℃以下。

2. 实施

实施步骤见表3-12。

表3-12　测量体温实施

环　节	步　骤	要点说明
操作前	备齐用物携至床旁，核对解释	确认老年人，取得合作；确定已经结束冷疗后30min再测体温
	选择测量体温的方法	
操作中	◆口温	
	部位：口表水银端斜放于舌下热窝，如图3-40所示	舌下热窝是口腔中温度最高的部位，在舌系带两侧，左右各一
	方法：嘱咐老年人闭唇含住体温计，用鼻呼吸，必要时用手托住体温计	勿用牙齿咬体温计，勿说话，防止体温计滑落或咬断
	时间：3min	至少3min，才能测量出体温最高值
	◆腋温	
	部位：体温计水银端放腋窝处，如图3-41所示	

续表

环　节	步　骤	要点说明
操作中	方法：如果老年人腋下有汗液，则以干毛巾轻轻擦干；将体温计置于腋下，紧贴皮肤，嘱其曲臂过胸，夹紧体温计，不能配合者，可协助其夹紧上臂	腋下有汗，导致散热增加，影响所测体温的准确性；夹紧腋窝，形成人工体腔，保证测量准确性；夹紧腋窝也可防止体温计滑落
	时间：10min	需较长时间，才能使腋下人工体腔的温度接近机体内部的温度
	◆肛温	
	体位：侧卧、俯卧或屈膝仰卧，暴露肛门区	注意保护老年人隐私
	方法：用棉签蘸润滑剂润滑肛表水银端，用手分开臀部，将肛表旋转并缓慢地插入肛门，并用手扶持固定肛表	润滑肛表可以便于插入肛门，避免摩擦引起的不适或损伤组织；嘱咐老年人勿动，尤其注意固定肛表，以防止肛表滑落或插入过深
	时间：3min	
操作后	取表：取出体温计，用消毒纱布擦拭（肛表用卫生纸擦拭）	擦去口表上的唾液或肛表上的污物和润滑剂，便于看清体温值；若测肛温，用卫生纸擦净老年人肛门处
	读数	评估体温是否正常，若与病情不符应重新测量；确有异常应及时与医生联系
	记录	记录在记录本上
	帮助老年人穿好衣、裤，并协助其保持舒适卧位	
	用物处置：体温计收回后，进行消毒，口表和肛表应分别进行消毒	为避免引起交叉感染，每次使用完毕，均应进行消毒；将使用后的体温计浸泡于盛消毒液的容器内，5min 后取出，清水冲洗，用离心机将体温计的水银柱甩至 35℃以下，再放入另一消毒液容器内浸泡 30min，取出后用冷开水冲洗，消毒纱布擦干后存放在清洁容器内备用

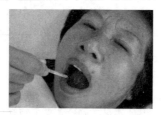

图 3-40　口温测量

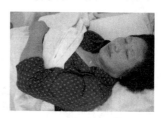

图 3-41　腋温测量

3. 评价

（1）结构评价。充分、有效地运用了仪器设备，包括体温计、表、笔、记录本等，操作中根据老年人具体情况有选择地合理运用护理资源，没有牵扯和浪费人力物力。用最适当的用物、人员给老年人提供最满意的护理服务。

（2）过程评价。通过沟通老年人理解并主动配合操作，护理员护理技术运用适当、完善、及时；整项护理任务按照护理程序规范实施。护理员及老年人共同合作顺利完成此项操作。

（3）结果评价。通过测量，准确获得老年人的体温值。

知识拓展

发热过程可划分为体温上升期、发热持续期和退热期，它们的表现以及护理措施都各不相同。

1. 体温上升期

（1）表现：寒战、面色苍白，自觉发冷与口渴；老年人心情紧张、不安、烦躁。

（2）护理措施：此时要安慰老年人，询问可能发热的原因，告知其需做的必要的检查及注意事项，耐心回答老年人提出的各种问题，帮助老年人解决面临的困难，满足老年人的需要；老年人若感到发冷或寒战，可帮老年人调节室温、加盖被子或用热水袋保温，待寒战减轻，要递减被子，不能一次全部除去；加强心理护理，经常询问老年人感受，缓解其焦虑、紧张的情绪，同时了解病情进展，以便发现问题及时处理。

2. 发热持续期

（1）表现：皮肤灼热、颜面潮红、口唇干燥，呼吸和脉搏加快；随体温的升高，老年人出现许多精神症状，头痛、头昏、嗜睡、不安；高热者，可有谵望、神志不清、幻觉、行为异常等；部分老年人全出现全身乏力、关节酸痛、食欲不振及恶心呕吐等症状。

（2）护理措施：此时应该给予老年人必要和恰当的护理，可采取温水擦浴、酒精擦浴、冷敷头部等物理降温措施，以降低体温来保护重要器官的功能；每半小时测一次体温；及时补充损失的水分及电解质，病情允许的情况下鼓励老人多饮水并为其提供营养丰富，易消化的、清淡的食物；高热老人由于恐惧心理总是依赖护理员，经常会提出一些琐碎的要求，护理员要热情地对待老人，尽量满足他们的合理要求。

3. 退热期

此期散热增加而产热趋于正常，散热大于产热。此时体温调节中枢调定点逐渐趋于正常水平，体温开始逐渐下降。

（1）表现：老人皮肤潮红，出汗增加，精神症状逐渐消失，身体轻松，但仍很虚弱。

（2）护理措施：让老年人充分休息；由于大量出汗，丧失较多体液，年老体弱及患有心血管疾病的老年人，易出现血压下降、脉搏细速、四肢冰冷等虚脱症状，应注意观察；及时更换老年人的衣物及床单，保持其皮肤干净清爽的状态，增加舒适感；根据病情给予一些高热量、高蛋白、高维生素的饮食，以满足老年人的营养需要。

护 理 新 进 展

门式红外线测温仪：其优点为测温灵敏度高、速度快、不干扰被测目标、使用安全，当被测目标站在红外线探测范围内，仪器立即显示人体体表温度；若遇发热老年人，仪器会进行语音提示，可在流行性疾病爆发时有效地防止人流的交叉感染。

实 训 演 练

1. 知识型任务训练

训练题目如下。

（1）简述发热程度的临床分级。

（2）为老年人测量体温后如何消毒体温计？

（3）如何选择体温测量方式？

（4）如何为老年人测量口温、腋温、肛温？

（5）如何向老年人交代使用体温计的注意事项？

2. 技能型任务训练

训练举例：（情景剧——与之前的任务情景呼应）。

护理员：张奶奶，您好，我是张晓，因您半小时之前进行过冷疗。现在呢，我要再给您测一次体温，看您的体温下降了没有，您能理解吗？

张奶奶：能理解。我也正担心是不是还发热呢。

护理员：因您刚才冷疗的部位是腋窝和腹股沟，我就不给您测腋温了，我们测口温好吗？

张奶奶：好的。

护理员：您半小时之内没喝过热水，没有雾化吸入过吧？

张奶奶：没有。

护理员：张奶奶，请您张开嘴。我先检查一下您的口腔状况。您的口腔状况挺好的。

（技能：护理员将口表的水银端放于老年人舌下热窝处。）

（边操作边口述知识要点。）

护理员：张奶奶，您闭上嘴巴含着体温计，不要用牙齿咬，3min 就测量好了，您坚持一下，如果累了可以用手扶一下。你如果听明白了就点点头好吗？

护理员：已经 3min 了，我帮您把体温计取出来吧！

（技能：护理员读取体温值。）

护理员：现在的体温是 37.9℃，降了 1℃。

张奶奶：太好了。

护理员：张奶奶，我教给您怎么自己测体温吧，这样您自己就可以随时测量体温了。

张奶奶：那太好了，我正想了解一下呢，以后也用得着，省得麻烦别人了。

（技能：教给老年人测量体温的方法及注意事项。）

护理员：张奶奶，您学会了吗？您要是有记不清的可以再问我。

张奶奶：好的，谢谢你。

护理员：不客气，您先休息，我就不打扰您了。有事您就叫我，我也会经常来看您的，再见！

能力测评

项　目	评价标准	练习评价			改进措施
		个人	小组	教师	
知识学习 （25分）	说出常用体温计的种类（5分） 说出各类体温计的特点（5分） 说出使用体温计的注意事项（7分） 说出成人体温正常范围及平均值（8分）				
技能要求 （45分）	能根据冷疗的方式选择合适的测温方式（8分） 能正确为老年人测量体温（10分） 能清楚地向老年人交代操作中的注意事项（7分） 能熟练判断老年人体温是否正常（10分） 能正确地进行体温计的检测（5分） 能正确地进行体温计的消毒（5分） 操作要娴熟、正确、到位				
职业态度 （30分）	有安全意识，体温计使用安全，避免水银中毒和破碎（10分） 与老年人或家属沟通有效，交代测量方法具体，边沟通边示范（8分） 展现良好的仪表仪态（7分） 随时观察，细心、耐心（5分）				
总分 （100分）					

综合实训任务

　　董爷爷 70 岁，住在养老院里，平时比较怕冷，需要护理员经常用热水袋为老年人保暖，晚上临睡前为老年人进行湿热敷，在热疗过程中护理员应细致、全面地观察老年人热疗的效果，尤其是着重观察老年人的皮肤状况，以免出现烫伤。最近因天气突然转凉，董爷爷感冒了，发烧 38℃，护理员应及时为老人进行物理降温，可以用冰袋也可以用酒精进行温水擦浴，实施完冷疗后半个小时要及时测量老年人的体温，以便确定降温的效果。

危重老年人的应急救护

在日常护理工作中，护理员需要及时、准确、全面地观察老年人的病情变化，以便了解老年人的身心状况，熟悉各种常用抢救技术，如吸痰术、吸氧术、外伤基本处理技术等，一旦发生呼吸心跳停止立即实施心肺复苏术，争分夺秒抢救老人，挽救老年人的生命。

子任务 1　观察危重老年人的病情

学习目标

知识目标	知道病情观察意义、方法和内容
能力目标	会观察老年人的病情
态度目标	态度认真细心审慎，具有爱伤观念

情景导入

刘爷爷，72岁，患有慢性肺源性心脏病，病情危重，现要求护理员密切观察老年人的病情变化。

问题讨论

1. 病情观察的意义是什么？
2. 病情观察的方法有哪些？
3. 病情观察的内容有哪些？

方 法 指 导

　　按照护理程序科学完成此次任务，在完成的过程中应注意：评估要全面、仔细，尤其是老年人的病史；准备要充分，备好辅助观察的仪器；观察时要细心、耐心；操作后全面评价整个护理过程，能够正确运用各种方法全面观察老年人的病情并能及时、全面地记录观察的内容并报告。

知 识 学 习

1. 危重老年人病情观察的意义

　　对于危重老年人，观察病情变化是护理员护理工作的一项重要内容，是一项系统工程，它贯穿于护理的全过程，护理员必须有目的地使用各种感觉器官或借助观察仪器对老年患者的生理、心理、症状体征等进行全面、细心的观察、记录、分析、判断，及时、准确地掌握或预见病情变化，为诊断、治疗和护理提供依据，为危重老年人的抢救赢得时间。

2. 危重老年人病情观察方法

　　（1）直接观察法：视诊、听诊、触诊、叩诊、嗅觉、询问、思考（表4-1）。

　　（2）间接观察法：通过与医生、家属亲友的交流、床边和书面的交接班、阅读病理、检验报告、会诊报告及其他相关资料，获取有关病情的信息；借助仪器，提高观察效果。

表 4-1　病情观察的方法

方法	观察要点
视诊	视诊可以观察到老年人全身的状态，如营养状态、皮肤黏膜、肢体活动度、疼痛的行为表现及分泌物、排泄物、呕吐物的颜色和性质等
听诊	利用耳直接或借助听诊器或其他仪器听取老年人身体各个部位发出的声音，分析判断声音所代表的不同含义，如直接听到的咳嗽声，或借助听诊器听到的心音、心率、呼吸音、肠蠕动音等
触诊	通过手的触摸来感知老年人体表某部位的温度、湿度、弹性、柔软度，以及脏器的外形、大小、软硬度、移动度和波动感等，如确定肝脏的大小、软硬度、有无结节等

续表

方法	观察要点
叩诊	通过手指叩击或手掌拍击老年人某部位，根据所感到的震动或所听到的音响特点来了解被检查部位脏器的大小、形状、位置及密度，如确定心界大小、有无腹水及腹水的量
嗅诊	通过嗅觉来辨别老年人的各种气味，以判断其健康状况，如呼吸时产生的大蒜样臭味、烂苹果味等

3. 危重老人病情观察的内容

1）一般情况的观察

详见表 4-2。

表 4-2 一般情况的观察内容

内　容	观察要点
发育与体型	以老年人年龄、身高、体重等情况来判断体格形态的变化
饮食与营养	注意观察老年人的食欲、食量、进食后反应、饮食习惯等情况
面容与表情	疾病会使人的面容与表情发生变化，通常表现为痛苦、忧虑、疲惫或烦躁等。某些疾病发展到一定程度会出现特征性面容与表情，如急性病容、慢性病容、贫血病容等。危重老年人表现为面肌消瘦，面容枯槁，面色苍白或浅灰，表情淡漠，双目无神，眼眶凹陷，鼻骨崎耸的病危面容
体位	体位是指个体在卧位时所处的状态。老年人的体位与疾病有密切的联系，危重老年人由于不能自行调整或变换肢体的位置，呈被动卧位
睡眠	观察睡眠的深度、时间，有无难以入睡、失眠或睡眠中易醒等现象
皮肤与黏膜	皮肤和黏膜常可反映某些全身疾病。主要观察其颜色、温度、湿度、弹性及有无出血、水肿、囊肿等情况。
排泄物	包括痰液、呕吐物、粪便、尿液等，分别从量、颜色、气味和性状等方面观察，老年人呕吐时仍需观察呕吐的次数、发生时间、方式

2）生命体征的观察

生命体征是机体内在活动的一种客观反映，是衡量机体身心状况的可靠指标，也是危重老年人病情观察的重要、基本的指标，见表 4-3。

表4-3　生命体征的观察内容

内　　容	观察要点
体温	详见任务3子任务6
脉搏	正常成人在安静状态下，脉率为60～100次/min；老年人会轻度增加。常见的异常脉搏有以下几种。 （1）间歇脉：在一系列正常规则的脉搏中，出现一次提前而较弱的脉搏，其后有一较正常延长的间歇（代偿间歇），称间歇脉（过早搏动）。常见于各种心脏病或洋地黄中毒的老年人。 （2）二联律、三联律：隔一个或两个正常搏动后出现一次过早搏动，前者称二联律，后者称三联律。常见于各种器质性心脏病。 （3）绌脉：在同一单位时间内脉率少于心率称绌脉（脉搏短绌）。其特点是心律完全不规则，心率快慢不一，心音强弱不等，常见于心房纤颤的老年人。观察脉搏的过程中，要注意脉搏的快慢、强弱、节律是否正常，如发现脉搏少于60次/min或多于140次/min，或者出现间歇脉、脉搏短绌时，均说明病情有变化
呼吸	正常成人呼吸频率为16~20次/min，节律规则，呼吸运动均匀无声且不费力。常见的异常呼吸有以下几种。 （1）潮式呼吸：又称陈施呼吸。呼吸由浅慢逐渐加快加深，达高潮后，又逐渐变浅变慢，暂停数秒之后，又出现上述状态的呼吸，如此周而复始，呼吸呈潮水涨落样。 （2）间断呼吸：又称毕奥呼吸，表现为有规律地呼吸几次后，突然停止呼吸，间隔一个短时间后又开始呼吸，如此反复交替，即呼吸和呼吸暂停现象交替出现。常在临终前发生。 （3）鼾声呼吸：表现为呼吸时发出一种粗大的鼾声，由于气管或支气管内有较多的分泌物积蓄所致。多见于昏迷老年人。 （4）蝉鸣样呼吸：表现为吸气时产生一种极高的似蝉鸣样音响，由于声带附近阻塞，使空气吸入发生困难。多见于喉头水肿、喉头异物等。 （5）呼吸困难：又分为吸气性呼吸困难、呼气性呼吸困难、混合性呼吸困难三种情况
血压	正常成人安静状态下血压范围为收缩压90～139mmHg，舒张压为60～89mmHg，血压随着年龄的增长而增高。常见的异常血压有以下几种情况。 （1）高血压：收缩压≥140mmHg和（或）舒张压≥90mmHg。 （2）临界高血压：141~159/91~94mmHg。 （3）低血压：收缩压≤90mmHg和（或）舒张压≤60mmHg （4）脉压变化：脉压≥40mmHg称脉压增大，脉压≤30mmHg称脉压缩小

3) 意识状态的观察

老年人的意识障碍一般可分为四种程度，见表4-4。

表 4-4 意识障碍分级

内　容	观察要点
嗜睡	最轻度的意识障碍；老年人处于持续睡眠状态，但能被言语或轻度刺激唤醒，醒后能正确、简单而缓慢地回答问题，但反应迟钝，刺激去除后又很快入睡
意识模糊	其程度较嗜睡深，表现为思维和语言不连贯，对时间、地点、人物的定向力完全或部分发生障碍，可有错觉、幻觉、躁动不安、谵语或精神错乱
昏睡	老年人处于熟睡状态，不易唤醒；经压迫眶上神经、摇动身体等强刺激可被唤醒，醒后答话含糊或答非所问，停止刺激后立即又进入熟睡状态
昏迷	最严重的意识障碍；按其程度可分为浅昏迷（意识大部分丧失）和深昏迷两种情况

4) 瞳孔的观察

瞳孔的变化是许多疾病，尤其是颅内疾病、药物中毒、昏迷等病情变化的一个重要指征。观察瞳孔要注意两侧瞳孔的形状、对称性、边缘、大小及对光反应的情况，见表4-5。

表 4-5 瞳孔的观察内容

内　容	观察要点
形状和对称性	正常：瞳孔呈圆形，两侧等大等圆，位置居中，边缘整齐
	异常：瞳孔的形状改变常可因眼科疾病引起
	瞳孔呈椭圆形并伴散大，常见于青光眼等
	瞳孔呈不规则形，常见于虹膜粘连
大小	正常：在自然光线下，瞳孔直径为 2～5mm，调节反射两侧相等
	异常：瞳孔直径小于 2mm 称为瞳孔缩小，小于 1mm 为针尖样瞳孔
	双侧瞳孔缩小，常见于有机磷农药、氯丙嗪、吗啡等药物中毒
	单侧瞳孔缩小，常见于同侧小脑幕裂孔疝早期
	瞳孔直径大于 5mm 称为瞳孔散大
	双侧瞳孔散大，常见于颅内压增高、颅脑损伤、颠茄类药物中毒
	濒死状态：一侧瞳孔扩大、固定，常见于同侧颅内病变（如颅内血肿、脑肿瘤等）所致的小脑幕裂孔疝的发生
对光反射	正常：瞳孔对光反应灵敏，于光亮处瞳孔收缩，昏暗处瞳孔扩大
	异常：当瞳孔大小不随光线刺激而变化时，称瞳孔对光反应消失，常见于危重或昏迷的老年人

5）常见管道的观察

危重老年人一般携带的护理管道繁多，如输入性的输液管、吸氧管、鼻饲管；排出性的尿管、胃肠减压管、各种引流管；监测性的中心静脉测压管等；以及综合性的胃肠减压管，它们各自有不同的作用。作为护理员，必须要管理好这些管道，注意观察管道是否通畅，有无打折、受压、扭曲、脱落和污染等。

6）疼痛的观察

危重老年人因疾病或治疗、检查等原因，身体常表现出疼痛的症状，老年人一旦出现疼痛，应引起护理员的重视，并需仔细地观察和了解疼痛的部位、发生的急缓、疼痛的性质和程度、持续的时间和伴随症状、疼痛与体位及按压的关系、既往有无类似发作、有无牵扯痛等。按 WHO（世界卫生组织）的疼痛分级标准，将疼痛分为四级，见表 4-6。

表 4-6　疼痛的分级

疼痛分级	表　　现
0 级	无痛
1 级（轻度疼痛）	有疼痛感但不严重，可忍受、睡眠不受影响
2 级（中度疼痛）	疼痛明显、不能忍受、睡眠受干扰，要求用镇痛药物
3 级（重度疼痛）	疼痛剧烈、不能忍受、睡眠严重受到干扰，需要用镇痛药物

7）心理护理状态的观察

心理状态的观察应从老年人对健康的理解、对疾病的认识、人际关系、平时角色及处理问题的能力、对疾病和住院的反应、价值观、信念等方面来观察其语言和非语言行为、思维能力、认知能力、情绪状态、感知情况等是否正常，有无记忆力减退，思维混乱，行为怪异等情况及有无焦虑、绝望、抑郁等情绪反应。

8）其他方面的观察

（1）特殊检查的观察。如各种造影、内镜检查、穿刺检查均会对老年人造成不同程度的创伤，护理员要注意观察检查后的生命体征，防止并发症的发生。

（2）药物治疗的观察。对各种药物应密切观察老年人服药后的不良反应。

操 作 步 骤

1. 准备

（1）护理员应向老年人解释操作目的，使老人能够理解并愿意配合。

（2）护理员了解老年人当前的病情、接受的治疗和护理措施；着装整齐、洗手、戴口罩。

（3）进行护理的房间应光线充足、安静、安全、整洁。

（4）护理员根据病情观察的内容选择不同的用物。主要用物有：血压计（常用的有水银血压计和电子血压计，如图 4-1、图 4-2 所示）；听诊器（检查听诊器胸件是否完好）；手电筒（检查功能是否完好，电量是否充足）。

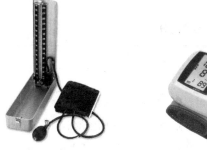

（a）腕式电子血压计　　（b）臂式电子血压计

图 4-1　水银血压计　　　　　　　　　　图 4-2　电子血压计

2. 实施

养老护理员应根据老年人的病情确定病情观察的重点，见表 4-7。

表 4-7　老年人体征测量实施

环　节	步　骤	要点说明
操作前	了解老年人的病情	确定病情观察的重点
	备齐用物携至床旁；核对解释	确认老年人，取得配合；认真听取老年人的主诉
操作中	观察老年人的一般状况	用视诊的方法观察老年人的体型、营养、面色、体位、步态、皮肤黏膜的状况。重点观察老年人是否有压疮的发生
	体温测量	详见子任务 6

续表

环　节	步　骤	要点说明
操作中	脉搏测量（以桡动脉为例）	（1）护理员将食指、中指的指端触按于老年人的桡动脉上，按压力度适中，以能清楚地触及动脉搏动为宜，如图4-3所示 （2）正常脉搏测半分钟，乘以2，若脉搏异常、病重的老人应测1min；脉搏细弱难以触诊时应测心尖搏动，即心率1min （3）如发现老年人脉搏短绌，应由两名护理员同时测量，一人听心率，另一人测脉率，由听心率者发出"起"、"停"口令，计时1min，如图4-3所示
	呼吸测量	（1）护理员将手放在老年人的诊脉部位似诊脉状，眼观察老人胸部或腹部的起伏 （2）观察呼吸的频率、深度、节律、音响、形态及有无呼吸困难 （3）计数 （4）危重老年人呼吸微弱，可用少许棉花置于老年人鼻孔前，观察棉花被吹动的次数，如图4-4所示
	血压测量（以水银血压计为例）	（1）老年人被测手臂伸直稍外展，掌心向上；坐位时被测手臂位置（肱动脉）与心脏同一水平，卧位时，被测手臂位置平腋中线 （2）开启血压计，驱尽袖带内空气，置于上臂中部，下缘距肘窝2~3cm，松紧以能插入一指为宜，如图4-5所示 （3）听诊器置肱动脉搏动最明显处，一手固定，另一手关气门，握加压气球加压，充气至肱动脉搏动消失，再升高20~30mmHg （4）缓慢放气，以每秒下降4mmHg为宜，如图4-6所示 （5）当听诊器出现第一声搏动时，为收缩压，当搏动突然变弱或消失，为舒张压
	意识状态的观察	对意识状态的观察，应根据老人的语言反应，了解其思维、反应、情感活动、定向力等，必要时观察瞳孔对光反应、角膜反射、对强刺激（如疼痛）的反应、肢体活动等来判断其有无意识障碍及其程度

续表

环　节	步　骤	要点说明
操作中	瞳孔的观察	观察时要用聚光集中的手电筒，对准老年人两眼中间照射，对比观察两侧瞳孔大小、形状及对光反射，再将光源分别移向双侧瞳孔中央，观察瞳孔的对光反射。正常人对光反射灵敏，当光线照射瞳孔时，瞳孔立即缩小，移去光源或闭合眼睑后又可增大，如图4-7所示
	管道的观察	观察老年人身上的管道是否通畅，输入、引流的量、性质及颜色等，管道做到无打折、无扭曲、无脱落
	分泌物、排泄物的观察	观察分泌物、排泄物的量、颜色、性质、内容物等
	疼痛	观察面部表情、身体动作，询问老年人的感受
操作后	协助老年人保持舒适卧位	促进老人舒适感，减少压疮的发生
	收拾用物	
	洗手记录	详实、准确记录

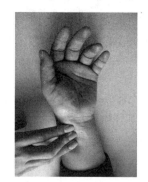

图 4-3　测量部位——桡动脉

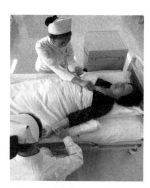

图 4-4　测脉搏短绌老年人

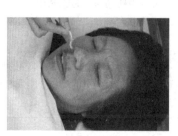

图 4-5　为呼吸微弱的老年人测量呼吸

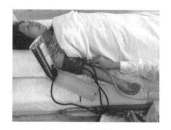

图 4-6　测量血压

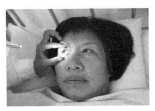
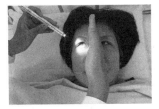

（a）直接对光反射　　　　　　　　（b）间接对光反射

图 4-7　对光反射

3. 评价

（1）结构评价。充分、有效地运用了仪器设备，包括血压计、听诊器、体温计、秒表、笔、记录本等。操作中根据老人具体情况有选择地合理运用护理资源，没有牵扯和浪费人力、物力。用最适当的用物、人员给老年人提供最满意的护理服务。

（2）过程评价。通过沟通老年人理解并主动配合操作，护理员护理技术运用适当、完善、及时；整项护理任务按照护理程序规范实施。护患合作共同顺利完成此项操作。

（3）结果评价。能够及时、准确地观察老人的病情变化，最大限度地避免意外发生。

知 识 拓 展

老年人由于其年龄较大，对其进行病情观察时，应考虑到其特殊性。

1. 症状体征不明显

老年人由于自身新陈代谢低下、感觉迟钝，患重病时往往反应不明显。因此，护理员更应细致、全面地观察老年人的症状、体征，以便及时、准确地判断病情变化。

2. 易发生心脑血管意外

老年人一旦发生心脑血管意外，往往来势凶猛，病情危重。因此，护理员应注意观察其先兆症状，以便尽早发现病情变化，及时采取措施。

3. 易出现并发症

老年人一般病程较长，抵抗力差，疾病恢复缓慢，容易发生并发症，护理员应加强观察，防止并发症的发生。

4. 易出现认知状态异常

老年人由于年龄因素，感官功能减退，记忆力下降，反应迟钝。护理员在观察病情时应耐心听取老年人的主诉并认真核实，以便准确掌握病情。

5. 易出现心理问题

老年人心理状态复杂多变，常有固执、烦躁、易怒或沉默寡言等表现，护理员在观察病情变化时应尊重老年人，细心观察，并给予针对性的疏导。

护理新进展

心电监护仪（图4-8）是一种实用的精密医学仪器，能同时监护危重老年人的动态心电图形、呼吸、体温、血压、血氧饱和度、脉率等生理参数；可24小时连续监护老年人的生理参数，检出变化趋势，指出临危情况；心电监护仪是护理员应急处理的重要依据，使并发症减到最少，达到缓解并消除病情的目的。

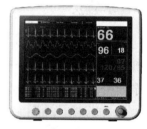

图4-8　心电监护仪

实训演练

1. 知识型任务训练

训练题目如下。

（1）病情观察的方法有哪些？

（2）意识障碍分为几个程度？

（3）WHO将疼痛分为几级？

（4）如何判断老年人的管道是否异常？

（5）如何判断老年人的生命体征是否异常？

2. 技能型任务训练

训练举例如下。

护理员：刘爷爷，您好！我是张晓，您今天感觉身体好些了吗？我先给您测量一下体温、脉搏、呼吸、血压好吗？

（技能：护理员目测老年人的一般状况。）

护理员：先给您测体温，请您张开嘴巴，含住体温计。您现在把手伸出来，我测一下您的脉搏。

（技能：测量老年人的脉搏和呼吸。）

（边操作边口述知识要点。）

护理员：体温测好了，您的体温是正常的，我现在把您的袖子挽上去，测一下血压好吗？

刘爷爷：可以，我自己挽就可以。

护理员：好的，现在您躺好，暂时不要说话好吗？

（技能：测量老年人的血压。）

（边操作边口述知识要点。）

刘爷爷：血压不高吧？

护理员：和您平时的血压差不多，140/90mmHg，不要担心。我看一下您的输液管和胃管的情况。

（技能：通过交谈初步判断老年人的意识状况。）

护理员：都挺好的，您活动的时候要注意不要压到或扭曲管道。您要是有什么不舒服或疑问，可以按呼叫器叫我。我看一下您背部的皮肤好吗？需要我帮您翻身吗？

刘爷爷：好的，你帮我翻一下身吧。

护理员：您背部皮肤没问题，两个小时翻一次身，不要忘记啊！

（技能：判断老年人是否发生了压疮。）

护理员：刘爷爷，您还有其他的需要吗？

刘爷爷：没有了。

护理员：那您先休息，我就不打扰您了。有事您就叫我，我也会经常来看您的，再见！

能力测评

项　目	评价标准	练习评价			改进措施
		个人	小组	教师	
知识学习（40分）	说出病情观察的方法（5分） 说出一般病情观察的内容（5分） 说出生命体征的观察内容（5分） 说出意识状态观察的内容（5分） 说出瞳孔的观察内容（5分） 说出分泌物的观察内容（5分） 说出疼痛的观察内容（5分） 说出老年人观察病情的特殊性（5分）				

续表

项　目	评价标准	练习评价			改进措施
		个人	小组	教师	
技能要求 （35分）	能正确地测量生命体征（10分） 能正确判断老年人意识是否正常（5分） 能正确判断老年人瞳孔是否正常（5分） 能正确观察老年人身上各种管道的情况（5分） 能正确判断老年人的分泌物、排泄物是否异常（5分） 能正确观察老年人现存疼痛情况（5分） 操作要娴熟、正确、到位				
职业态度 （25分）	观察有重点和针对性，准确判断观察点（5分） 观察细致、全面，注意细节（10分） 关心及理解老年人，有同情心和同理心（10分）				
总分 （100分）					

子任务2　为老年人吸痰

学习目标

知识目标	知道老年人吸痰的方法、步骤及注意事项
能力目标	会正确实施给老年人吸痰的操作
态度目标	操作严谨、认真，沟通良好，具有爱伤观念

情景导入

张奶奶，70岁，因病卧床并使用人工气道，未用呼吸机，有心电持续监护，痰液较多，咳嗽时常有痰从人工气道溅出。张奶奶主诉憋闷，咳嗽后好转不明显，甚至由于咳痰困难而出现口唇发绀、面色苍白的现象，采取其他排痰手法均效果不佳，为了减轻不适感，需要为老年人进行吸痰操作。

问题讨论

1. 吸痰的概念是什么？

2. 吸痰的适应证是什么？

3. 吸痰的目的、操作方法、步骤及注意事项有哪些？

4. 负压吸引器的使用方法是什么？

方法指导

按照护理程序科学完成此次任务，在完成的过程中评估要全面、仔细，尤其是老年人的身体状况（老年人的病情、咳嗽情况、痰液情况）、配合程度；准备要充分，注重细节；操作时动作要轻、手法要正、部位要准，避免不良刺激及额外伤害，随时观察老年人的表情变化、耐受程度，维护其安全；操作后全面评价整个操作过程，观察吸痰效果，确保操作安全、高效、不引起任何并发症，不因操作增加老人的痛苦。

知识学习

1. 无菌原则

吸痰术属于无菌技术操作，应遵循无菌技术操作原则。

（1）环境和操作区域应清洁、宽敞；无菌操作前 30min 通风，停止扫地及换床单等，减少走动，防止尘埃飞扬。治疗室每日用紫外线照射消毒一次。

（2）操作者应修剪指甲并洗手，戴好帽子和口罩，必要时穿无菌衣、戴无菌手套等。

（3）无菌操作中，操作者身体应与无菌区保持一定距离，面向无菌区域，手臂应保持在腰部或治疗台面以上，不可跨越无菌区，也不可面对无菌区讲话、咳嗽、打喷嚏，未戴无菌手套的手不可接触无菌物品。

（4）存放无菌物品与非无菌物品分开放置，并有明显标志；无菌物品必须存放于无菌容器或无菌包内；无菌包外应注明物品名称、灭菌日期，并按灭菌日期先后放置；未污染的无菌包有效期为 7 天，过期或包布受潮应重新灭菌。

（5）取无菌物品必须使用无菌持物钳，无菌物品一经取出，即使未用，也不可放回无菌容器内。无菌物品已被污染或疑有污染，不可再用，应予更换并重新灭菌。

（6）一套无菌物品仅供一位病人使用，防止交叉感染。

2. 与吸痰有关的常识

吸痰是指经口、鼻腔、人工气道将呼吸道的分泌物吸出，以保持呼吸道通畅，预防吸入性肺炎、肺不张、窒息等并发症的一种方法。

（1）吸痰适应证：昏迷老人，机械通气老年人；无力咳嗽、排痰而出现呼吸困难，如昏迷、危重、麻醉术后的老年人等；痰液特别多，气管导管可见分泌物，呼吸音为痰鸣音的老年人；需气管内给药，注入造影剂或稀释痰液的老年人；窒息时的急救；气囊放气和拔出前后，以防异物坠入肺内引起感染。

（2）吸痰时机：护理员可以采用非定时即适时吸痰技术，教会老人有效咳嗽排痰，在老年人有吸痰必要时再操作，吸痰选择在翻身叩背、有痰鸣、肺部有湿罗音时进行操作。

（3）吸痰时的注意事项：严格无菌操作，避免感染；选择适当型号的吸痰管，粗细及软硬度均适宜；吸痰动作应轻、稳；吸痰管不宜插入过深，以防刺激过重引起剧咳；口、鼻、气管的吸痰管不能混用，且每次使用后应更换吸痰管；使用呼吸机时，吸痰后调回原先设置好的氧浓度；一次吸痰时间（断开至连接吸引器）以不超过 10～15s 为宜，时间过长会导致老年人缺氧，甚至肺的损伤；使用注射器进行气管内滴药时，防止针头误入气道；吸引过程中，注意观察病情变化、吸出物的性状、量等；如痰液黏稠可配合背部叩击、雾化吸入等；无菌盘中物品每日消毒、更换。

3. 与吸痰有关的操作规范

（1）取无菌持物钳，如图 4-9 所示。检查有效日期，将浸泡无菌持物钳的容器盖打开；手持无菌持物钳，将钳移至容器中央，使钳端闭合，垂直取出，保持前端向下。

（2）将无菌溶液注入无菌治疗碗，如图 4-10 所示。

① 取无菌溶液瓶，核对标签，检查瓶盖有无松动，瓶壁有无裂痕，溶液有无沉淀、混浊、变色、絮状物，符合要求方可使用。

② 揭去铝盖，常规消毒瓶塞，用无菌持物钳将瓶塞翻起，另一只手持溶液瓶（瓶签朝手心，以免溶液滴落湿了标签），先倒少量溶液于弯盘内，以冲洗瓶口，再由原处倒出溶液于无菌治疗碗中，盖上瓶塞；无菌溶液一次未用完时，注明开瓶时间，有效期不超过 24h。

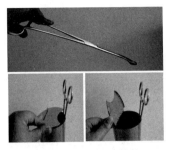

图 4-9　取无菌持物钳

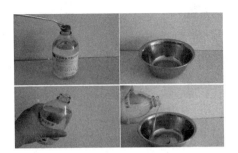

图 4-10　注入无菌溶液

（3）取用无菌治疗巾。具体过程如下。

① 取无菌治疗巾包（无菌治疗巾包包布是用质厚、致密、未脱脂的棉布制成双层包布，治疗巾放于包布内部，经灭菌处理后备用），查看名称、灭菌日期，是否开启、干燥。将无菌治疗巾包放在清洁干燥的平面上，解开系带卷放于包布角下，依次揭左右角，最后揭开内角，注意手不可触及包布内面。

② 用无菌持物钳夹取一块无菌治疗巾（无菌治疗巾包内一般放置两块无菌治疗巾），放在已备好的清洁治疗盘内。

③ 治疗巾包按原折痕包好，注明开包时间，有效期为 24h。如不慎污染包内物品或被浸湿，则需要重新灭菌。

（4）脱戴无菌手套。具体过程如下。

① 戴一次性无菌手套（图 4-11）。检查一次性无菌手套：包装完好，无潮湿、破损，在有效期内，无漏气。护理员洗手、戴口罩，修剪指甲，摘下手镯、手链及戒指。找到手套的启封口，撕开手套外包装，将内包装放于操作台上，打开（注意不能跨越无菌区）两手拿起手套，手只能接触手套的翻折面；此时手套外为无菌面，手套内面为清洁面，手是清洁的，只能接触内面。对好两只手套，使两只手套的拇指朝向前方并靠拢。右手提起手套，左手插入手套内，并使各手指尽量深地插入相应指筒末端。再将已戴手套的左手指插入右侧手套口翻折部之下，将右侧手套拿稳，然后将右手插入右侧手套内。最后将手套套口翻折部翻转包盖于工作服的袖口上。戴手套完毕，可以从事相应的无菌操作。

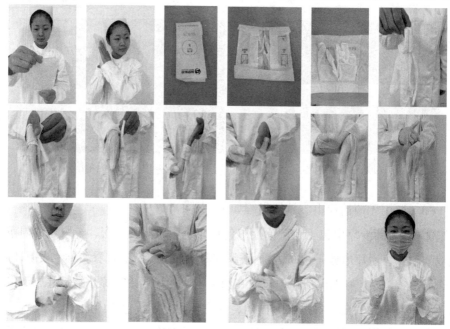

图 4-11　戴无菌手套

② 脱一次性无菌手套（图 4-12）。无菌操作完毕，脱手套；此时，手套外面为污染面，内面为清洁面，用右手拇指和食指捏住左手手套的套筒外面向上拉直到中指和无名指可以套住，用力向指尖方向拉，脱左手手套直到拇指露出停止。把露出的拇指插入右手手套套筒内，向指尖方向拉，直到脱下手套；再将左手手套脱下；此时手套外为污染面，手套内面为清洁面，手是清洁的，只能接触内面。最后将污染的手套丢入车下医疗垃圾桶内，手不能触及垃圾桶壁。脱手套完毕。

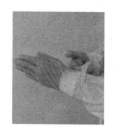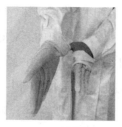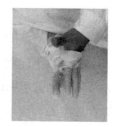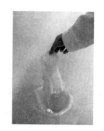

图 4-12　脱无菌手套

③ 戴脱无菌手套的注意事项：严格区分无菌面和非无菌面，未戴手套的手不可触及手套外面，已戴手套的手不可触及手套内面或未戴手套的手；发现手套破裂应立即更换；脱手套时不可用力强拉手套边缘或手指部分。

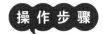

1. 准备

（1）护理员要为老年人摇高床头，取半坐卧位，改善呼吸，减轻憋闷感，方便操作；昏迷老年人取平卧（体位稳定），头偏向一侧（防止误吸）。护理员要使老年人理解操作目的、步骤及配合事项。通过护理员的讲解宣教，老年人了解了吸痰的相关知识，表示理解并接受，愿意配合。

（2）护理员了解老年人的身体状况，包括老年人的年龄、病情、意识、咳嗽情况、痰液情况、有无导管等；此外，还要了解老年人的心理状况，包括老年人对此操作的认知状况，是否理解操作目的和注意事项，是否愿意配合。护理员应具有熟练的操作技术和技巧，良好的沟通、观察及处理能力；着装整齐，洗手，戴口罩。

（3）进行吸痰操作前要先关门窗（给老年人解释操作用途，且操作要轻），调节室内温湿度，老年人居室一般可调节为：温度 28℃，湿度 60%。减少人员走动，半小时内勿打扫室内卫生，保持室内清洁。充分拉开窗帘，以确保室内明亮，必要时可打开室内灯。

（4）用物准备包括以下几项。

① 铺无菌吸痰盘。具体过程如下。

a. 准备清洁治疗盘。

b. 打开无菌治疗巾包，用无菌持物钳取一块无菌治疗巾放于清洁治疗盘内。

c. 将无菌治疗巾（无菌治疗巾的折叠法 将双层棉布治疗巾横折 2 次，再向内对折）打开，双层铺在清洁、干燥的治疗盘内（手持治疗巾两开口外角呈双层展开，由远端向近端铺于治疗盘内。两手捏住治疗巾上层下边两外角向上呈扇形折叠三层，内面向外）。

d. 用无菌持物钳从无菌容器内夹取两个无菌碗（如用无菌镊持吸痰管吸痰，此处再取无菌镊 1 把）、无菌纱布 4~6 块放于无菌区内【（必要时备压舌板、开口器（图 4-13），舌钳（图 4-14），昏迷老年人使用）】。

e. 检查一次性吸痰管，除去内外包装 3 根（口腔、咽部、气道各 1 根，如痰液过多，同一部位可用多根，可根据需要在操作时再拆其他，以免浪费），放于无菌盘内。

f. 倾倒无菌溶液于两个无菌碗内。

g. 覆盖上层无菌巾，使上、下层边缘对齐，多余部分向上反折（图4-15）。

h. 注明铺盘时间，有效期限不超过4h。将铺好的吸痰盘放于治疗车上层。

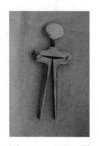

图4-13　开口器

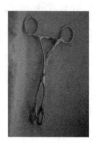

图4-14　舌钳

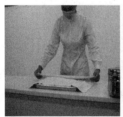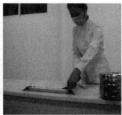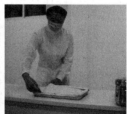

图4-15　折无菌巾

② 治疗盘外备：一次性吸痰管数根，无菌手套2副，纸、笔，无菌生理盐水1瓶备用。

治疗车下层备：医疗垃圾桶1个、生活垃圾桶1个。

③ 准备电动吸引器。选择合适的吸引器类型。电动吸引器按用途可分为普通型电动吸引器（图4-16）、人工流产型电动吸引器、洗胃型电动吸引器（图4-17）；用于吸痰的是普通型电动吸引器。

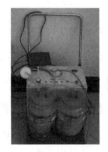

图4-16　普通型电动吸引器

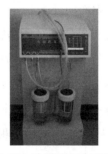

图4-17　洗胃型电动吸引器

检查电动吸引器的各部件，如负压泵、负压调节器、负压表盘、电源线、电源开关、脚踏开关、指示灯、储液瓶、导管、空气滤过器、机箱、拉把手及轮子等应完好并处于备用状态。

检查电动吸引器的负压：按顺时针方向旋紧负压调节阀，堵住吸气口；开启吸引器开关，机器运转，真空表上指针将迅速升至 0.08MPa 以上；放开吸气口，表针将回到 0.02MPa 以下。如压力不能正常上升至 0.08MPa 以上，吸引器将不能使用。检查电源通畅，压力符合要求，通气管无漏气，各部件性能良好处于备用状态。

2. 实施

痰吸实施步骤详见表 4-8。

表 4-8 吸痰实施

环 节	步 骤	要点说明
操作前	携用物到床旁、核对解释；嘱老年人头偏向护理员一侧；将用物放于易取、稳妥处；接通电动吸引器电源；打开电源开关	确认操作对象，取得老年人的配合；方便操作的进行，节力；便于取用、连接电源、保证安全；正确连接电源插头，注意安全用电；电源指示灯亮，表示通电，机器开始工作
	调节电动吸引器的负压值：堵住吸气口，用负压调节阀来控制吸引时需要的负压值（负压调节阀顺时针方向旋转负压增加）	成人一般调节为 40.0 ~ 53.3kPa；小儿一般调节为 13.0 ~ 33.3kPa；也可以用脚踏控制是否开始吸引
	按照无菌操作打开无菌盘：拿掉标签，掀开翻折面，下面操作和铺盘时打开治疗巾的方法一样	注意不跨越、不污染无菌区，不污染盘内无菌物品
	使用其中一个治疗碗内的生理盐水进行试吸	留另一治疗碗吸痰时使用，检查导管是否通畅
	导管末端悬挂于挂钩上	方便取用并保持末端清洁
	检查口腔情况	（1）口腔有痰液时按照口腔→咽部→气管的顺序进行吸痰，一般为昏迷或机械通气的老年人 （2）口腔无痰液时，直接进行气管内吸痰即可 （3）人工气道的老年人，根据老人情况，选择吸痰部位

环　节	步　骤	要点说明
操作前	戴无菌手套	（1）保持操作的无菌性，维护老年人生命安全，避免感染 （2）不戴无菌手套操作时，持吸痰管用无菌镊子
操作中	右手取吸痰管，与通气管末端衔接（图4-18）	戴无菌手套的右手只能接触无菌物品
	抽吸生理盐水（图4-19）	湿润吸痰管前端，检查吸痰管的通畅
	阻断负压，将吸痰管插入口腔，吸出口腔分泌物，卸下吸痰管，丢入医疗垃圾桶内，用纱布擦拭口角，纱布丢入医疗垃圾桶内	（1）昏迷者用压舌板开口并用开口器固定（未戴无菌手套之前进行） （2）清醒者，嘱其张口 （3）如果用电动吸引器的开关按钮，阻断负压可以翻折吸痰管末端（图4-20）；如果用脚踏，阻断负压将脚抬起即可，吸引时踩下脚踏
	更换吸痰管，抽吸生理盐水，阻断负压，插入口腔或鼻腔至咽部，吸出咽部分泌物，卸下吸痰管，丢入医疗垃圾桶内，用纱布擦拭口角或鼻孔，纱布丢入医疗垃圾桶内	接触老年人的一次性用物均视为污染物，丢入医疗垃圾桶内
	更换吸痰管，抽吸生理盐水，阻断负压，插入气管，放开导管末端，轻柔、灵活、迅速地左右旋转上提吸痰管吸痰，吸出气管内分泌物，卸下吸痰管，丢入医疗垃圾桶内，用纱布擦拭口角，纱布丢入医疗垃圾桶内	（1）每次吸痰时间不宜超过15s （2）吸痰时不能上下提拉 （3）使用呼吸机行气管插管内吸痰时，先予以吸入高浓度氧气1~2min，再拔去呼吸机管道，气管插管内注入无菌生理盐水+5%碳酸氢钠的混合液5~10mL，进行管内气道吸痰，吸痰完毕后迅速连接好呼吸机，再行吸入高浓度氧气1~2min （4）如痰未吸尽，休息2~3min再吸
操作后	吸痰完毕，停止电动吸引器	（1）抽吸生理盐水冲洗导管 （2）先关电源开关，再切断电源线电源
	脱掉无菌手套，丢入医疗垃圾桶内	无菌操作结束
	协助老年人躺卧舒适	促进舒适感，减轻劳累
	清理用物	（1）用物归原位，以备后用；处理脏物，保持清洁 （2）电动吸引器按要求处理

续表

环　节	步　骤	要点说明
操作后	进行记录	记录吸痰时间,次数,必要时记录痰量,颜色等

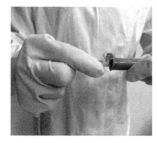
图 4-18　衔接吸痰管

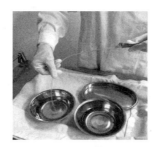
图 4-19　抽吸生理盐水

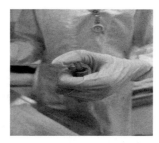
图 4-20　阻断负压

3. 评价

（1）结构评价。充分、有效地运用了应有的护理资源，包括治疗车、无菌手套、电动吸引器、一次性吸痰管、治疗盘、纱布、垃圾桶、治疗碗及生理盐水、压舌板及开口器、记录本、笔等；同时也没有牵扯和浪费到其他多余的用物。操作虽要求较高但不复杂，护理员自己即可完成，人力、物力调配合理。

（2）过程评价。沟通良好，取得老年人理解并主动配合，满足了老年人的需求；护理技术运用适当、完善、及时；操作过程中对老年人进行了有效的评估、观察并运用了无菌技术及节力技巧，确保了老年人安全和操作的顺利进行；整项护理任务按照护理程序规范实施。

（3）结果评价。老年人能够知晓护理员告知的事项，对服务满意；操作过程安全，老年人未出现异常情况，对操作中引起的不适表示理解；老年人感觉舒适度增加，呼吸畅通，不再有憋闷感，身心感到愉悦，充分认识操作对其的改善；通过宣教，老年人知道了吸痰的相关知识。

知识拓展

促进老年人排痰的常用技术有如下几种。

1. 有效咳嗽

协助取坐位，指导老年人先进行深而慢呼吸 5~6 次，深吸气后屏气 3~5s，继而缩唇缓慢呼气（胸廓下部和腹部应该下陷）；再深吸一口气 3~5s，身体前倾，从胸腔进行 2~3 次短促而有力的咳嗽；咳嗽同时收缩腹肌，或用手按压上腹部。指导老年人有效咳嗽时，如老年人胸部有伤口，可用双手轻压伤口两侧，以免咳嗽时胸廓扩展牵拉伤口而引起疼痛。

2. 叩背

协助老年人向床旁移动取坐位，叩击者手指弯曲并拢，使掌侧呈杯状（图4-21），以手腕力量，从肺底自下而上，由外向内迅速叩击（背部从第十肋间隙，胸部从第六肋间隙）至肩部，注意避开乳房和心前区，力度适宜。每次叩击时间以 5~15min 为宜，120~180 次/min，叩击时发出一种空而深的拍击音则表明手法正确。叩背时要有单衣保护，避免直接叩击导致皮肤发红，叩击时避开衣服拉链和纽扣。

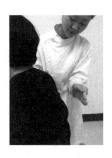 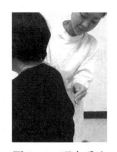 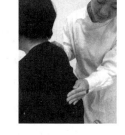

图 4-21　叩击手法

3. 体位引流

主要促进脓痰的排出，使病肺处于高位，其引流支气管的开口向下，促使痰液借重力作用，顺体位引流气管咳出，有助于痰液的引流。引流时应注意以下事项。

（1）引流应在饭前进行，一般在早晚进行；因饭后引流易致呕吐。

（2）根据病变部位采取不同姿势进行体位引流。如病变在下叶、舌叶或中叶者，取头低足高略向健侧卧位；如病变在上叶，则采取坐位或其他适当姿势，以利引流。

（3）引流时，嘱老年人间歇深呼吸后用力咳嗽，护理员用手（手心屈曲呈凹状）轻拍老年人胸或背部，自背下部向上进行，直到痰液排尽，或使用机械振动器，将聚积的分泌物松动，并使其移动，易于咳出或引流。

（4）每日 3~4 次，每次 15~30 min。

（5）引流过程中注意观察老年人，有无咯血、发绀、头晕、出汗、疲劳等情况，如有上述症状应随时终止体位引流。

4. 雾化吸入

雾化吸入可用于排痰的辅助治疗，比如指导有效咳嗽和背部叩击排痰前、体位引流前、吸痰前利用雾化吸入法进行稀释痰液，而利于排出。具体详见任务 2。

护理新进展

对于机械性通气的患者，密闭式吸痰可更好地预防感染。它是利用一套密闭式吸痰装置，与病人的气道、呼吸机形成了一个密闭的系统，整个操作可在一个密闭的空间进行。这种密闭性较开放式吸痰具有更多优点，能避免操作中的污染，降低外源性感染的发生，所以密闭式吸痰有效减少了机械通气患者肺部的感染。研究表明，密闭式吸痰可以显著降低吸痰后心率和平均动脉压的变化、预防低氧血症的发生、降低肺部感染和交叉感染的发生率；还可更好地维持患者机体氧合状态，保持血流动力学和气道压力的相对稳定，且无创伤性，对呼吸道黏膜损伤小，操作的安全性高。但密闭式吸痰也有其局限性，只能用于气管插管或气管切开患者的气管内吸痰，需要吸口鼻内分泌物时需要按照开放式进行。另外，其价格稍高，对于长期应用者会增加其医疗负担，对于这也为密闭式吸痰在临床的推广带来了一定的阻碍。

实训演练

1. 知识型任务训练

训练题目如下。

（1）吸痰的概念是什么？

（2）进行电动吸引器吸痰的指征有哪些？

（3）吸痰的禁忌有哪些？

（4）吸痰的目的、步骤及注意事项分别是什么？

（5）如何正确使用电动吸引器？

（6）如何进行戴（脱）无菌手套？

（7）如何进行环境和用物评估？

2. 技能型任务训练

训练举例如下。

护理员：张奶奶，您好！我是王华，您现在痰液有点黏稠，加上您咳嗽有些无力，刚才给您做了雾化吸入、有效咳嗽指导、背部叩击，但效果都不好，待会我给您吸痰，吸痰后您会感觉舒服一些，您能理解吗？

张奶奶：嗯，什么是吸痰？痛不痛啊？

护理员：吸痰啊，是指经口、鼻腔、人工气道将呼吸道的分泌物吸出的一项操作，以保持呼吸道通畅，预防吸入性肺炎、肺不张、窒息等并发症的一种方法。不疼，但会有些不舒服，我会尽量操作轻一些，来减轻您的不适感。您可以配合吗？

张奶奶：好的。

护理员：张奶奶，待会在插管过程中有什么不舒服，您可以举手示意我，好吗？

张奶奶：好的。

护理员：张奶奶，我来给您把床头摇高些吧，这样方便我操作，您也会感觉舒服一些的。

（技能：在老年人的配合下，将床头平稳地摇高至大于45°角。）

护理员：那好，张奶奶，我去取用物，马上就来，您别着急。

（技能：携用物至床旁。）

护理员：张奶奶，用物我已经取来了，我要先检查、调试一下电动吸引器，准备待会要用的物品，吸引器工作时会有些声响，您不用紧张，我会调好仪器，请您放心。

护理员：张奶奶，我帮您向床边挪一下好吗？

护理员：可以了，张奶奶，您小心一点，头向我这边侧一下。

护理员：好的。

（技能：打开无菌盘；调试电动吸引器压力，试通畅；再次检查并撕开吸痰管外包装放于无菌盘中；戴无菌手套；连接吸痰管，湿润前端并试通畅。）

（语言：边操作边向老年人解释配合事项和自己操作的项目及目的，以消减老人的担心、害怕及顾虑心理。）

护理员：张奶奶，我要吸您口腔里的分泌物了，请您张开口配合一下好吗？

护理员：很好，来擦一下嘴角。

（技能：阻断负压，插入口腔，吸出口腔分泌物，卸下吸痰管，丢入医疗垃圾桶内，用纱布擦拭口角，纱布丢入医疗垃圾桶内。）

护理员：张奶奶，我要换一个吸痰管。我们接下来要吸咽部的痰了，咽部比口腔深，而且会厌处容易感到恶心，您适当忍耐一下好吗？

（技能：连接吸痰管，湿润前端并试通畅。阻断负压，插入口腔至咽部，吸出咽部分泌物，卸下吸痰管，丢入医疗垃圾桶内，用纱布擦拭口角，纱布丢入医疗垃圾桶内。）

（语言：边操作边向老年人解释配合事项和自己操作的项目及目的，以减轻老人的心理负担。）

护理员：张奶奶，为了顺利吸出气管里的痰，我先向气管内注入无菌生理盐水＋5%碳酸氢钠的混合液 5～10mL，您别紧张。

张奶奶：（点头。）

护理员：张奶奶，您配合得很好。吸出了气管里的痰，我们的操作马上就结束了，您再坚持一下，这里的痰我要收集个标本，下面我来连接集痰器，您先放松一下。

张奶奶：（点头。）

护理员：好了，下面我要把吸痰管从人工气道插入气管，请您放松，保持正常呼吸状态就行。

张奶奶：（点头。）

（技能：连接吸痰管，湿润前端并试通畅，连接集痰器。阻断负压，从人工气道插入气管到合适位置，轻柔、灵活、迅速地左右旋转上提吸痰管吸痰，吸出气管内分泌物，卸下集痰器，痰液送检；卸下吸痰管，丢入医疗垃圾桶内，冲洗导管。）

（语言：边操作边向老年人解释配合事项和自己操作的项目及目的，以消减老人的担心、害怕及顾虑心理。）

护理员：张奶奶，您配合得非常好，您现在感觉怎么样？

张奶奶：比我想象得好多了，现在也不想咳嗽了，说话也舒服很多。谢谢你小王，吸痰那么脏你还操作那么细，那么认真有耐心。

护理员：只要能减轻您的痛苦，就是我们最大的快乐，您的配合给我的操作带来了很大的方便，让我的技术得到了提高，我应该谢谢您才是。

护理员：张奶奶，我把床头给您摇低一些吧？

护理员：您向床中间躺一下，我来给您摇一下床。

护理员：好的，张奶奶，您好好休息，有事请按铃，我也会随时来看您的。痰的检查结果出来了我再给您说，没什么事我先走了，再次谢谢您的配合。

能力测评

项 目	评价标准	练习评价			改进措施
		个人	小组	教师	
知识学习（23分）	说出吸痰的目的（5分） 说出吸痰的注意事项（5分） 说出吸痰的适应证（5分） 说出吸痰的禁忌证（5分） 说出吸痰的时机（3分） 回答熟练、全面、正确				
技能要求（47分）	能正确与清醒老年人进行沟通并协助取操作卧位（3分） 能进行护理员、老年人、环境、用物的评估（3分） 能全面做好各项准备（5分） 能正确使用电动吸引器（5分） 能正确、有效地检查老年人口腔及痰的情况（3分） 能正确戴（脱）无菌手套、按无菌要求打开吸痰盘（5分） 能有效吸净老年人口腔、咽部、气道的痰液，手法正确，动作轻柔，吸痰管型号选择合适（10分） 能正确留取痰液标本（5分） 能正确处理老年人的人工气道（有人工气道者）（3分） 能正确进行用物处理（5分） 操作要娴熟、正确、到位				
职业态度（30分）	严格无菌观念（8分） 尊重老年人，有爱伤观念（6分） 展现良好的仪表仪态，（5分） 与家属和老年人沟通有效，态度亲切、吐字清晰、距离合适（7分） 言语和技能体现护理员的责任感（4分）				
总分（100分）					

子任务 3　为老年人吸氧

学 习 目 标

知识目标	知道常用吸氧装置和吸氧方法
能力目标	能为老年人进行正确的氧气吸入操作并且能够对老年人进行用氧安全的健康教育
态度目标	严谨、细心，具有安全用氧意识

情 景 导 入

李爷爷，65 岁，患有慢性呼吸系统疾病 10 余年，近两天来感到头晕、心慌、气短、呼吸急促，护理员遵医嘱为其进行氧气吸入操作。

问 题 讨 论

1. 一般吸氧的方法有哪些？

2. 常用吸氧装置的原理、方法、优点是什么？

3. 在氧气吸入操作时如何做好老年人的用氧安全防护？

方 法 指 导

按照护理程序科学完成此次任务，在完成的过程中评估要全面、仔细，尤其应注意老年人的身体状况；注重操作细节，以免造成老年人不适；氧气吸入过程中，应做好用氧的安全防护。操作后全面评价整个护理过程，既要达到治疗目的，也要保证氧气的安全使用。

知 识 学 习

1. 吸氧目的

缓解老年人的心绞痛，预防心肌梗死的发生；预防猝死型冠心病；对哮喘病有较好的治疗效果；可有效治疗老年人的肺气肿、肺心病、慢性支气管炎；对糖尿病有辅助治疗效果；对健康老年人可起保健作用。

2. 吸氧装置的相关知识

供氧装置有氧气筒及氧气压力表装置和管道氧气装置（中心供氧装置）两种。

1）氧气筒及氧气压力表装置（图 4-22）。

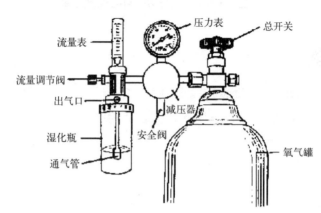

图 4-22　氧气筒及氧气压力表装置

氧气表由压力表、减压器、安全阀、流量表及湿化瓶组成。

（1）压力表：筒内氧气的压力能从表上的指针测知，压力以 MPa 表示。如指针指在 120 刻度处，表示筒内压力为 12.2MPa，压力越大，则说明氧气储备量越多。

（2）减压器：是一种弹簧自动减压装置，将来自氧气筒内的压力减低至 0.2～0.3MPa，使氧流量平衡，保证安全，便于使用。

（3）安全阀：当氧气流量过大、压力过高时，阀内部活塞即自行上推，使过多的氧气由四周小孔流出，以保证安全。

（4）流量表：用于测量每分钟氧气流出量，流量表内装有浮标，当氧气通过流量表时，浮标就会吹起，从浮标上端平面所指刻度，可以测知每分钟氧气的流出量。

（5）湿化瓶：用于湿润氧气，以免呼吸道黏膜干燥。瓶内装入 1/3～1/2 的冷蒸馏水，通气管浸入水中，出气管和鼻导管相连。

2）管道氧气装置（中心供氧装置）

利用集中供氧系统将氧气源的高压氧气经减压后，通过管道输送到各个用气终端，在各个用气终端利用呼吸机、出氧管等设备供气，以满足人们的用氧需求。用氧终端设在病房、手术室和其他用氧部门。在用氧终端安装有快速插拔式密封插座，使用时只需将供氧设备（氧气湿化瓶、呼吸机等）的接头插入插孔内，即可供氧，并可靠地保证密封，不用时，可以拔下供氧设备的接头，也可关闭手动阀门。此法迅速、方便。

装表时将流量表安装在中心供氧管道氧气流出口处，接上湿化瓶（图 4-23）。然后打开流量开关，调节流量，检查指示浮标能达到既定流量（刻度），确定全套装置无漏气后备用。

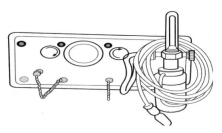

图 4-23　中心供氧管道连接

3. 常见的给氧方法

（1）鼻导管吸氧法。此方法可分为单侧鼻导管法和双侧鼻导管法。单侧鼻导管法是将一根细氧气鼻导管插入一侧鼻孔，经鼻腔到达鼻咽部，末端连接供氧装置以给人体供氧的一种操作方法。此方法较节省氧气，但插管过程会给老人造成不适，因此多选用双侧鼻导管吸氧法。

（2）鼻塞吸氧法。此方法可分为单侧鼻塞法和双侧鼻塞法，单侧鼻塞法是指将鼻塞直接塞入老年人一侧鼻孔鼻前庭内给氧。此法刺激性小，老年人较为舒适，且两鼻孔可交替使用，适用于长期用氧老年人。

（3）面罩吸氧法。将面罩连接在供氧装置上，流量调至 6～8L/min，接好氧气，将面罩置于老年人口鼻部，固定。氧气自下输入，呼出的气体从面罩两侧孔排出，用于病情较重，氧分压明显下降者。

（4）氧气枕吸氧法。氧气枕又叫氧气袋、氧气囊，是一个特制的长方形橡胶皮枕袋。袋的一角通常有橡胶皮管，管上安有螺旋夹以调节气流量。氧气袋吸氧使用方便，操作简单，不仅老年人在家中可以使用，也可以转送老年人的途中使用。特别适用于血管性痴呆老人，或有肺部感染、心衰等并发症者。

4. 安全用氧的注意事项

（1）注意用氧安全，严格遵守操作规程，安全用氧要做到"四防"（即防震、防火、防热、防油）。氧气筒应放于阴凉处，至少距火炉 5m、暖气 1m，周围严禁放置烟火和易燃品；氧气筒上应标有"严禁烟火"标志，搬动氧气筒时避免倾斜、撞击；氧气表及螺旋口上勿涂油，不能用带油的手装卸，避免起火燃烧。

（2）用氧过程中，应经常观察老人缺氧症状有无改善，每隔 4h 检查 1 次氧气装置有无漏气，鼻导管是否通畅等。

（3）用氧气时应先调节用氧流量后再插管上氧，停氧时应先拔出导管，再关闭氧气开关，中途如需要改变氧流量时，应该先分离鼻导管（鼻塞）与湿化瓶连接处，调好流量后再接上，以免开错开关而导致大量氧气突然冲入呼吸道而损伤肺组织。

（4）氧气筒内氧气不能用尽，压力表上指针降至 0.5MPa 即不可再用，以防止灰尘进入筒内，于再次充气时引起爆炸。

（5）对未用或已用完的氧气筒，应分别悬挂"满"或"空"的标志。

操 作 步 骤

1. 准备

（1）护理员应使老年人了解吸氧的目的、方法、注意事项及配合要点。让老年人取舒适体位，情绪稳定，愿意配合操作。

（2）护理员要了解老年人身体状况，包括老年人的年龄、病情、意识、自理能力等。

（3）护理员应对房间进行基本的卫生清洁工作；调节好房间的温、湿度；环境安静，避免噪声使老年人烦躁，影响治疗效果；房间内无火源，嘱咐老年人及家属、探视者不可在房间内吸烟。一切可致燃、致热物品（如打火机等）应远离氧气装置；切实做好"四防"。

（4）备齐基本用物：治疗盘内备小药杯（内盛冷开水）、纱布、弯盘、吸氧管（鼻导管或鼻塞）、棉签、扳手。治疗盘外备用氧记录单、笔、"满"或"空"的标志，手消毒液。

2. 实施（以氧气筒、氧气表装置为例）

双侧鼻导管吸氧是老年人吸氧常用的方式，步骤见表 4-9。

表 4-9 双侧鼻导管吸氧实施

环 节	步 骤	要点说明
操作前	携用物至老年人床旁，做好解释	确认老年人
	装表 （1）吹尘：打开氧气筒上的总开关放出少量的氧气冲走气门上的灰尘后关上 （2）上表：接氧气表并旋紧 （3）连接湿化瓶：湿化瓶、橡胶管牢牢地连接于氧气表上 （4）打开各开关：开总开关→开小开关 （5）检查：检查氧气流出是否漏气、是否通畅及全套装置是否适用，关小开关，备用	
操作中	用湿棉签清洁双侧鼻腔并检查	观察鼻腔情况，检查鼻腔有无分泌物堵塞及异常
	调节所需氧流量：轻度缺氧 1～2L/min；中度缺氧 2～4L/min；重度缺氧 4～6L/min	根据病情调节氧流量
	将鼻导管前端放入小药杯冷开水中湿润，并检查鼻导管是否通畅	
	将鼻导管插入鼻孔 1cm	动作轻柔，以免损伤鼻黏膜
	将鼻导管环绕病人耳部向下放置，并调节松紧度	松紧适宜
	记录给氧时间、氧流量、老年人反应；观察病人用氧后有无异常反应，氧气装置有无漏气和是否通畅	告知老年人不能随意调节流量，注意用氧安全
操作后	停止用氧时先取下鼻导管	防止操作不当，关错开关导致气流过大，引起组织损伤
	安置病人舒适体位	整理床单位
	卸表： （1）氧气筒应先关闭总开关，放出余气后，关闭流量开关，再卸表 （2）中心供氧关流量开关，取下流量表 （3）分离湿化瓶：用纱布将湿化管分离后放入治疗碗内	卸表口诀：一关（总开关及流量开关）；二扶（压力表）；三松（氧气筒气门与氧气表连接处）；四卸（表）
	清理用物	氧气筒上悬挂"满"或"空"的标志
操作后	洗手、记录	记录停止用氧时间及用氧后老年人效果

鼻塞法步骤见表4-10。

表 4-10 鼻塞法实施

环 节	步 骤	要点说明
操作前	携用物至老年人床旁，做好解释	确认老年人
操作中	用湿棉签清洁单（双）侧鼻腔并检查	观察鼻腔情况，检查鼻腔有无分泌物堵塞及异常
	调节所需氧流量	根据病情调节氧流量
	将鼻塞前端放入小药杯冷开水中湿润，并检查鼻塞是否通畅	看到有气泡溢出说明通畅，反之不畅
	轻轻将鼻塞插入鼻腔	动作轻柔，以免损伤鼻黏膜
	将鼻塞用胶布固定于鼻翼两侧及面颊部	松紧适宜
	记录给氧时间、氧流量、老年人处于反应；观察病人用氧后有否异常反应，氧气装置有无漏气和是否通畅	告知老年人不能随意调节流量，注意用氧安全
操作后	停止用氧时先取下鼻塞，擦净鼻部	防止操作不当、关错开关导致气流过大，引起组织损伤
	安置老年人处于舒适体位	整理床位
	卸表： （1）氧气筒应先关闭总开关，放出余气后，关闭流量开关，再卸表 （2）中心供氧关流量开关，取下流量表 （3）分离湿化瓶：用纱布将湿化管分离后放入治疗碗内	卸表口诀：一关（总开关及流量开关）；二扶（压力表）；三松（氧气筒气门与氧气表连接处）；四卸（表）
	清理用物	氧气筒上悬挂"满"或"空"的标志
	洗手、记录	记录停止用氧时间及用氧后老年人效果

3. 评价

（1）结构评价。充分运用应有的护理资源，包括纱布、弯盘、鼻导管、棉签、使用登记表、笔等；同时也没有牵扯和浪费到其他多余的用物。护理员能安全用氧，操作熟练、迅速，手法正确，程序规范。

（2）过程评价。老年人能配合操作并了解安全用氧的相关知识，切实做好"四防"；护理技术运用适当、完善。

（3）结果评价。老年人积极配合操作，缺氧症状得到改善，无呼吸道损伤及其他意外发生。

知识拓展

1. 缺氧有关的常识

缺氧是指因组织的氧气供应不足或用氧障碍，而导致组织的代谢、功能和形态结构发生异常变化的病理过程。根据缺氧的原因，把单纯性缺氧分为低张性缺氧、血液性缺氧、循环性缺氧、组织性缺氧四种类型。

（1）缺氧程度的判断见表4-11。

表4-11　缺氧程度判断

分　　类	临床表现	血气值
轻度缺氧	无明显的呼吸困难，仅有轻度发绀，神志清楚	p_{O_2}：6.6~9.3kPa p_{CO_2}：大于6.6kPa
中度缺氧	发绀明显，呼吸困难明显，神志正常或烦躁不安	p_{O_2}：4.6~6.6kPa
重度缺氧	显著发绀，三凹征明显，老人呈昏迷或半昏迷状态	p_{O_2}：小于4.6kPa

（2）氧疗种类的选择一般根据缺氧的程度及是否伴有二氧化碳分压升高来决定氧疗的种类，见表4-12。

表4-12　氧疗种类

分　　类	氧浓度	常见疾病
低浓度氧疗	氧浓度低于40%	慢性阻塞性肺部疾病、慢性呼吸衰竭
中等浓度氧疗	氧浓度40%~60%	肺水肿、心肌梗死、休克等
高浓度氧疗	氧浓度高于60%	呼吸窘迫综合征、心肺复苏后

（3）氧气浓度与流量的关系。公式为：

$$吸氧浓度=21+4×氧流量（L/min）$$

2. 氧疗的副作用

当吸氧浓度高于60%，持续时间超过24h，就会出现氧疗副作用。

（1）氧中毒的症状：表现为胸骨下不适、疼痛、烧灼感，继而呼吸增快，恶心、呕吐、烦躁，断续的干咳。预防措施：避免长时间、高浓度氧疗，定期监测血气分析，动态观察氧疗的效果。

（2）肺不张症状：表现为烦躁，呼吸、心率加快，血压上升，继而出现呼吸困难、发绀、昏迷。预防措施：鼓励老年人做深呼吸，多咳嗽，经常改变卧位、姿势，防止分泌物阻塞。

（3）呼吸道分泌物干燥症状：氧气为干燥气体，如持续吸入未经过湿化且浓度较高的氧气，可导致呼吸道黏膜干燥，使分泌物黏稠，不易咳出。预防措施：加强吸入氧气的湿化，定期做雾化吸入。

（4）呼吸抑制症状：见于Ⅱ型呼吸衰竭的老年人，吸入高浓度的氧，解除了缺氧对呼吸的刺激作用，使呼吸中枢抑制加重，甚至导致呼吸停止。预防措施：对Ⅱ型呼吸衰竭老年人，应给予低浓度、低流量（1～2L/min）持续给氧。

3. 如何在家里长期进行氧疗

长期家庭氧疗是指老年人脱离医院环境返回社区或家庭后，每日实施低流量吸氧，并维持较长时期的一种氧疗方法。一般用鼻导管吸氧。

（1）确认氧疗。由医务人员对其进行动脉血气分析，测量动脉血氧分压和氧饱和度，根据测定结果由医务人员诊断是否需要进行家庭氧疗，并在医务人员的正确指导下进行。

（2）吸氧工具。一般采用鼻塞法置于前鼻孔吸氧，老年人会感到较为舒适、轻便，也不影响说话和进食。

（3）掌握氧疗时间及氧流量。为了取得较好的氧疗效果，吸氧流量应为1～2L/min，并且每日至少吸氧15h以上，切不可根据症状自行缩短吸氧时间。

（4）清洗和消毒吸氧工具。使用家庭用的清洁剂清洗鼻导管，每日一次，用清水洗干净后晾干，混气湿化瓶每日用清水清洗一次，并更换冷开水、纯净水或蒸馏水每日一次，鼻导管和混气瓶每星期消毒一次。

（5）观察吸氧效果。如吸氧后发绀减轻或消失、呼吸减慢而平稳、心率减慢、血氧分压和氧饱和度上升，则效果好；反之，要咨询医务人员进行分析诊断。

（6）正确记录。包括氧疗日记，氧疗时间、流量以及氧疗后的病情变化，均应予以正确记录，为门诊随访或就诊时确定治疗方案提供依据，开始氧疗一周后应到医院复查血气，了解氧疗效果及存在的问题，每月复诊一次，以便及时修正。

护理新进展

高压氧治疗是在超过一个大气压的环境中呼吸纯氧或混合氧以达到治疗各种疾病的方法。普通的吸氧是在一个大气压的环境下，而且吸入的也不是纯氧，氧气的浓度和压力小，没有高压氧的效果好。在临床上，凡是机体全身性或局部性缺氧、急性或慢性缺氧引起的缺氧性疾病都属于高压氧治疗的对象，它具有治疗范围广、治疗病种多及疗效可靠等特点。

高压氧治疗需要一个提供压力环境的设备——高压氧舱。以加压介质分，医用高压氧舱有纯氧舱和空气加压舱两种，空气加压舱应用较广，可一次容纳多个老年人进舱治疗，治疗环境比较轻松；允许医务人员进舱，利于危重老年人和病情不稳定老年人的救治。

实训演练

1. 知识型任务训练

训练题目如下。

（1）什么是氧疗？

（2）怎样判断老年人缺氧的程度？

（3）要做到安全用氧应注意哪些事项？

（4）用氧前如何进行自身评估？

（5）对老年人用氧前如何评估环境？

2. 技能型任务训练

训练举例如下。

护理员：李爷爷，您好！我是刘艳，为了改善您的缺氧症状，使您更加舒适，我要对您进行氧气吸入，您能理解吗？

李爷爷：理解。我这几天老感觉头晕、心慌、呼吸急促，晚上也睡不好。

护理员：那好，李爷爷，我们选择的双侧鼻导管给氧法。此方法简便且效果很好，对您特别适用。那我先准备一下，您稍等。

（技能：护理员对房间环境进行评估，移开障碍物，确定氧疗装置周围用氧安全，调节房间的温度和湿度。）

（边操作边口述知识要点。）

护理员：李爷爷，我准备好了，您要和我配合哦。

李爷爷：你放心吧，小刘。

（技能：护理员用湿棉签清洁老年人双侧鼻腔并检查鼻腔是否有异常，将鼻导管与湿化瓶的出口相连接，调节所需氧流量。将鼻导管前端放入小药杯冷开水中润湿，并检查鼻导管是否通畅，将鼻导管插入鼻孔 1cm 并环绕老人耳部向下放置，调节好松紧度。记录给氧时间、流量。）

（边操作边口述知识要点，尤其是操作中注意动作轻柔。）

护理员：李爷爷，您感觉怎么样啊？

李爷爷：很好，戴着挺舒服的，没有其他不适。

护理员：好的，李爷爷，您在用氧期间注意不要自己随意调节氧流量，氧气装置周围要做到防火、防震、防油、防热。特别要注意别让其他人在您周围吸烟。

李爷爷：好的，我一定格外注意的。

护理员：您用氧时间是 2 个小时，我 2 个小时后过来，期间有什么不舒服的就叫我。

李爷爷：好的。

护理员：李爷爷，您感觉怎么样啊？遵医嘱我要给您停氧了。

（技能：先给老年人取下鼻导管，安置舒适体位，整理床单位。卸表，清理用物，记录停氧时间及效果。）

（边操作边口述知识要点。）

护理员：李爷爷，我给您制作一个知识宣传卡片，您可以了解一些氧疗的知识，什么时候想看了随时都可以拿来看看，好吗？

李爷爷：好的。谢谢你啊。

护理员：不客气，您先休息，我就不打扰您了。有事您就叫我，我也会经常来看您的，再见！

能 力 测 评

项　　目	考核标准	练习评价			改进措施
		个人	小组	教师	
知识学习（25分）	说出老年人缺氧的表现（5分） 说出安全用氧的相关知识（10分） 说出吸氧的好处有哪些（5分） 说出氧疗的副作用（5分） 回答熟练、全面、正确				
技能要求（42分）	能正确检查老年人鼻腔情况、有无异常（5分） 能正确使用氧气筒（装表、卸表）（10分） 能根据老年人缺氧情况调节吸氧流量（8分） 能正确检查鼻导管或鼻塞是否通畅（8分） 插入鼻导管、鼻塞时能做到动作轻柔，以免损伤鼻黏膜（4分） 能准确记录给氧时间，氧流量，老年人反应（3分） 能在用氧后，合理、正确清理用物（4分） 操作要娴熟、正确、到位				
职业态度（33分）	秉持以人为本原则（10分） 对老年人缺氧痛苦抱有同情心（5分） 展现良好的仪表仪态，穿戴整齐（5分） 与家属能够良好沟通，使其对老年人情况有整体认识（8分） 用肢体语言如触摸表达对老年人的同情、安慰（5分）				
总分（100分）					

子任务 4 为外伤的老年人初步急救

知识目标	掌握老年人外伤处理的基本知识
能力目标	能为外伤的老年人进行初步的应急处理
态度目标	树立预防为主的意识，具有爱伤观念

情 景 导 入

李奶奶，70岁，下床后站立不稳而跌倒，膝盖部位摔伤，伤口出血，老人感觉疼痛，现在要求护理员为其进行初步的应急处理。

问 题 讨 论

1. 老年人常会发生哪些外伤？

2. 出血、摔伤、烫伤等意外伤各有哪些表现？如何进行应急处理？

3. 如何做好老年人意外伤害的预防？

方 法 指 导

按照护理程序科学完成此次任务，评估要全面仔细，尤其是老年人的身体状况，对发生意外的老人应及时安慰与鼓励，避免老年人紧张；准备要充分，注重细节；操作时动作轻稳，有爱伤观念，操作后全面评价整个护理过程，要保证应急处理的有效性，减轻老年人受伤后的痛苦。

知 识 学 习

1. 外伤的急救原则

在紧急情况下，应优先处理危及老年人生命的紧急问题，如心搏骤停、窒息、活动性大出血、脏器脱出等。轻伤就地治疗；中度伤送到一般医院；重伤急救后应及时送到大医院进行专科处理。

救治的原则是：第一保存生命；第二恢复功能；第三顾全解剖完整性。具体实施急救时请遵循以下步骤。

（1）判断伤情。迅速进行全面且有重点的检查，并作出相应处理。

（2）呼吸支持。维持呼吸道通畅，清理口腔异物。

（3）止血。根据条件，迅速、有效地采取压迫法、肢体加压包扎、止血带等措施控制伤口大出血。使用止血带应注意定时松解。

（4）循环支持。失血较多者应积极对其进行抗休克处理，主要是止痛、止血和输液。

（5）严密包扎。用无菌辅料或干净布料包扎伤口。

（6）妥善固定。有骨折、脱位者应固定伤肢，注意肢体远端血运。

（7）安全转运。经急救处理，伤情稳定后，由专人迅速护送老年人到医院。运送途中保持老年人适当体位，尽量避免颠簸，老年人应头部朝后（与运行方向相反），避免脑缺血。

2. 外伤出血、摔伤、烫伤的处理办法

老年人常见的外伤类型有外力损伤、摔伤和烧烫伤。

（1）外力损伤导致的出血可分为外出血和内出血两种。失血量和失血速度是威胁生命的关键因素。当失血量超过 800mL 时，伤者可出现面色苍白、出冷汗、手脚冰冷无力、呼吸急促、脉搏快而微弱等休克症状。几分钟内急性失血 1000mL，生命即会受到威胁。因此，在遇到出血状况时，应立即采取有效的止血措施。下面着重介绍外出血的指压止血、加压包扎止血、止血带止血、填塞止血和屈曲肢体加垫止血处理方法。

① 指压止血法适用于较大范围的静脉和毛细血管出血以及中等动脉的出血。此方法属于应急措施，效果有限，可根据出血情况及时改用其他止血法。

指压止血法一般用拇指、手掌、拳头等部位压迫伤口近心端，使血管压闭，中断血液，起到临时止血的目的。根据出血的部位以及压迫的动脉不同，分为以下几种不同的方法。

a. 颞动脉压迫止血法：用于头顶及颞部动脉出血。操作时用拇指或食指在耳屏前方颞动脉搏动处，将动脉压向颞骨。

b. 面动脉压迫止血法：用于颜面部的出血。操作时用拇指或食指在下颌角前约半寸外的面动脉搏动点，将动脉压向下颌骨上。

c. 颈总动脉压迫止血法：常用在头、颈部大出血而采用其他止血方法无效

时使用。操作时在气管外侧，胸锁乳深肌前缘，将伤侧颈动脉向后压于第五颈椎横突上。需注意禁止双侧同时压迫，以免引起缺氧。

d. 锁骨下动脉压迫止血法：用于腋窝、肩部出血。操作时用拇指在锁骨上凹摸到动脉跳动处，其余四指放在老年人颈后，以拇指向下内方压向第一肋骨。

e. 肱动脉压迫止血法：用于前臂出血。操作时在上臂的前面或后面，压迫肱二头肌内侧沟中部的搏动点，用拇指或四指指腹将动脉压向肱骨干。

f. 尺、桡动脉压迫止血法：用于手部出血。操作时压迫手腕横纹上、外方向的内外侧搏动点，即尺、桡动脉的搏动点，将动脉分别压向桡骨和尺骨。

g. 股动脉压迫止血法：用于大腿出血。操作时压迫腹股沟中点稍下处股动脉的搏动点，用拇指或拳头用力将动脉压向耻骨。

h. 胫前、后动脉压迫止血法：用于足部出血。操作时压迫足背中部近脚腕处胫前动脉的搏动点，以及足跟内侧与内踝之间胫后动脉的搏动点处。

② 加压包扎止血法适用于小动脉以及小静脉或毛细血管的出血。此方法操作是指在伤口覆盖无菌敷料后，再用纱布、棉花、毛巾、衣服等折叠成相应大小的垫，置于无菌敷料上面压迫进行止血，如果效果较差，可以再用绷带、三角巾等紧紧包扎，松紧以停止出血为度。包扎时敷料要垫厚，压力要适当，包扎范围要大，同时要抬高患肢，避免因静脉回流受阻而增加出血。没有无菌敷料时可用消毒卫生巾、餐巾等代替。但伤口内有碎骨片时，禁用此法，以免加重损伤。

③ 止血带止血法适用于四肢大动脉的出血。是用橡皮管或胶管止血带将血管压瘪而达到止血的目的。常用的止血带有橡皮止血带和充气式止血带，以充气式止血带较好。如遇到四肢大出血而现场又无橡胶止血带时，可在现场就地取材使用替代物，如三角巾、布条、线绳或麻绳等。常用的止血带止血方法有以下几种。

a. 橡皮止血带止血法：在伤口的近心端，用棉垫、纱布或毛巾等作为衬垫后再使用止血带。左手在离带端约10cm处由拇指、食指和中指紧握，手背向下放在扎止血带的部位，右手持止血带中段绕伤肢一圈半，然后把带塞入左手的食指与中指之间，左手的食指与中指紧夹一段止血带向下牵拉，使之成为一个活结，外观呈 A 字形。

b. 勒紧止血法：用布止血带止血时采用此法，将布折叠成带状，勒紧伤肢并扎两道，第一道作为衬垫，第二道压在第一道上勒紧止血。

c. 绞紧止血法：将三角巾折叠成带状，平整地绕伤肢一圈，两端拉紧打活结，然后用小木棒、筷子等做绞棒，将木棒一头插入活结小套内，提起绞紧，将绞棒一端插入结环内，最后拉紧活结并与另一头打结固定。

④ 填塞止血法是将消毒的纱布、棉垫、急救包紧紧填塞在创口内，外用绷带、三角巾包扎，松紧度以达到止血为宜。本法用于中等动脉的出血，如大、中静脉损伤出血，或伤口较深、出血严重时的止血。

⑤ 屈曲肢体加垫止血法是适用于四肢非骨折性创伤的动脉出血的临时止血措施。当前臂或小腿出血时，可于肘窝或腘窝内放纱布、棉花、毛巾作垫，屈曲关节，用绷带将肢体紧紧地缚于屈曲的位置。

（2）老年人摔伤后，护理员要及时判断是否为开放型伤口、是否有皮下淤血、关节功能是否受到影响、局部是否出现肢体畸形、关节活动是否受到影响、有无出血、意识状况以及其他表现。下面着重介绍摔伤伤口包扎技术。

包扎伤口是各种外伤中最常用、最重要、最基本的急救技术之一。包扎得法能够达到压迫止血、保护伤口、防止感染、固定骨折和减少疼痛等效果。在紧急情况下无消毒药和无菌纱布、绷带时，可用比较干净的衣服、毛巾、包袱皮等代用。

三角巾包扎适用于头部、面部、膝（肘）关节及手、足等部分的包扎。

① 头部包扎：将三角巾的底边折叠两层约二指宽，放于前额齐眉以上，将顶角拉向额后，三角巾的两底角经两耳上方拉向枕后，先作一个半结，压紧顶角，将顶角塞进结里，然后再将左右底角到前额打结（图 4-24）。

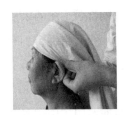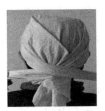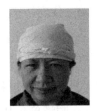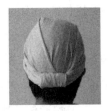

图 4-24　三角巾头部包扎法

② 面部包扎：在三角巾顶处打一结，套于下颌部，底边拉向枕部，上提两底角，拉紧并交叉压住底边，再绕至前额打结。包完后在眼、口、鼻处剪开小孔。

③ 膝（肘）关节包扎：三角巾顶角向上盖在膝（肘）关节上，在膝（肘）窝处交叉后，两端返绕膝（肘）关节，在外侧打结。

④ 手、足包扎：手（足）心向下放在三角巾上，手指（足趾）指向三角巾顶角，两底角拉向手（足）背，左右交叉压住顶角绕手腕（踝部）打结（图 4-25）。

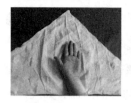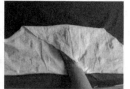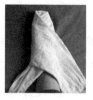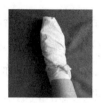

图 4-25　三角巾手包扎法

绷带包扎包括环形包扎法、螺旋包扎法、反折螺旋包扎法、"8"字形包扎法及蛇形包扎法。

① 环形包扎法：在肢体某一部位环绕数周，每一周重叠盖住前一周；常用于手、腕、足、颈、额等处以及在包扎的开始和末端固定时用（图 4-26）。

② 螺旋包扎法：包扎时，作单纯螺旋上升，每一周压盖前一周的 1/2；多用于肢体和躯干等处粗细差别不大的部位。（图 4-27）。

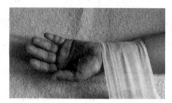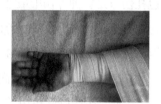

图 4-26　绷带环形包扎法　　　　　　　图 4-27　绷带螺旋包扎法

③ 反折螺旋包扎法：做螺旋包扎时，用一拇指压住绷带上方，将其反折向下，压住前一圈的一半或三分之一；多用于肢体粗细相差较大的部位（图 4-28）。

④ "8"字形包扎法：在关节上方开始做环形包扎数圈，然后将绷带斜行缠绕，一圈在关节下缠绕，两圈在关节凹面交叉，反复进行，每圈压过前一圈一半或三分之一；多用于关节部位的包扎（图 4-29）。

⑤ 蛇形包扎法：基本同螺旋包扎法，但每周不压前周绷带；用于固定敷料及夹板。

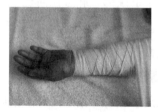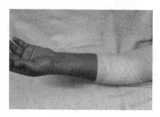

图 4-28　绷带反折螺旋包扎法　　　　　图 4-29　绷带"8"字形包扎法

包扎应注意以下几项。

① 动作要迅速、准确。不能加重老年人的疼痛、出血和污染伤口。

② 包扎松紧度适宜。包扎太紧影响血液循环，包扎太松会使敷料脱落或移动。

③ 包扎时要使老年人的位置保持舒适。皮肤皱褶处如腋下、乳下、腹股沟等，应用棉垫或纱布衬隔，骨隆凸处也用棉垫保护。包扎的肢体必须保持功能位置。需要抬高肢体时，应给适当的扶托物。

④ 包扎四肢时，为方便观察，指（趾）最好暴露在外面。用三角巾包扎时，边要固定，角要拉紧，中心伸展，包扎要贴实，打结要牢固。

⑤ 绷带固定时的结应放在肢体的外侧面，忌在伤口上、骨隆凸处或易于受压的部位打结。

（3）烫伤是指由高温液体（沸水、热油）、高温固体（烧热的金属等）或高温蒸气等所导致的损伤。烫伤常见低热烫伤，如果接触 70℃ 的温度持续 1min，皮肤可能就会被烫伤；而当皮肤接触近 60℃ 的温度持续 5min 以上时，也有可能造成烫伤，这种烫伤就称为低温烫伤。老年人由于神经功能的衰退，感觉功能会随之变迟钝，以致发生烫伤还无感觉，不少烫伤到了很严重的程度才被发现。

烧烫伤首先需要进行冷疗，冷疗是在烧伤后将受伤的肢体放在流动的自来水下冲洗或放在大盆中浸泡，最好用蒸馏水或自来水，若没有自来水，可将肢体浸入井水、河水中。烧伤后的冷疗时间越早越好，不要担心水中有细菌、烧伤创面接触生水会感染。要毫不犹豫地进行创面早期冷疗处理，使损伤降到较低限度。冷疗时需注意以下事项。

① 冷疗多适用于四肢或头面部的中小面积烧伤，寒冷季节应注意老年人的耐受性。

② 冷疗持续的时间多以停止冷疗后创面不再有剧痛为准，大约为 0.5~1h。

③ 水温一般为 15~20℃，有条件者可在水中放些冰块以降低水温。

④ 大面积烧伤对冷疗并非完全禁忌，但应考虑冷疗可使体温降低，不利于抗休克治疗。

⑤ 冷疗对创面有一定的机械清洗作用，有水疱者不要将水疱弄破，也不要将疱皮撕去，以减少创面受污染的机会。

⑥ 创面不要涂有颜色的药物或覆盖有油脂的敷料，以免影响创面深度的估计与处理。要用干净、清洁的被单或敷料包裹保护创面，然后将老年人就近送医院接受进一步治疗。

操作步骤

1. 准备

（1）护理员应使老人了解外伤应急处理目的、方法、注意事项及配合要点。老年人保持体位舒适，情绪稳定，愿意配合操作。

（2）护理员应先了解老年人外伤状况。

① 对外伤出血者，评估伤口大小、出血速度、有无污染，判断出血的性质（动脉出血为搏动性出血，血液为鲜红色且出血量大、速度快；静脉损伤出血其血液为暗红色）。

② 对摔伤者，判断伤口是否为开放型伤口、是否有皮下淤血、关节功能是否受到影响、局部是否出现肢体畸形、关节活动是否受到影响、有无出血、意识状况以及其他表现。

③ 对烫伤者，迅速帮助老年人脱离热源，观察烫伤部位、面积、性质，烫伤部位皮肤有无破溃、有无水疱、颜色等。

（3）了解老年人的年龄、身体活动度、自理能力等；老年人心理状况，包括老年人对此操作的认知状况，是否理解操作目的和注意事项，是否愿意配合操作；着装整齐、洗手、戴口罩。

（4）护理员应调节好房间的温、湿度。适宜的温度应为 22～24℃，湿度宜保持在 50%～60%；光线明亮，有助于良好的操作；确保环境安静，防止老年人在嘈杂环境中出现烦躁情绪，不利于配合急救。保持环境卫生，因暴露的皮肤伤口容易受到空气中灰尘、病菌的污染而发生感染，所以在居室环境应保证室内卫生清洁、有条件者可进行简单消毒处理。

（5）重点用物的选择。我们以下面几种用物为例说明。

① 三角巾：三角巾是一种便捷好用的包扎材料，同时还可作为固定夹板、敷料和代替止血带使用，还适合对肩部、胸部、腹股沟部和臀部等不易包扎的部位进行固定。使用三角巾的目的是保护伤口，减少感染，压迫止血，固定骨折，减少疼痛。

② 绷带：包扎伤口处或患处的纱布带，有许多不同种类。最简单的一种是单绷带，由纱布或棉布制成，适用于四肢、尾部、头部以及胸腹部。复绷带是按部位和形状而制成的各种形状的绷带，材料为双层棉布，其间可夹不同厚度的棉

花，周边有布条，以便打结固定，如背腰绷带、前胸绷带、腹绷带等。

③ 止血带：采用医用高分子材料天然橡胶或特种橡胶精制而成，乳白色，长条扁平形，伸缩性强。

④ 纱布：常使用的纱布是脱脂棉纱布，吸水能力强，可用来止血、包扎伤口。

（6）准备其他用物。如果是外伤出血，应准备橡胶止血带、4~5 层纱布、棉花、毛巾或其他相关物品、笔及纸；如果是摔伤，应准备无菌纱布、三角巾或毛巾、绷带等；如果是烫伤，应准备干净的敷料、流动水。

2. 实施

外伤出血应急处理步骤见表 4-13。

表 4-13　外伤出血应急处理实施

环　节	步　骤	要点说明
操作前	视外伤严重程度，若程度较重、出血多，应及时拨打 120	
	携带用物到老年人身旁；安慰老年人，缓解其紧张、害怕情绪	指导老年人配合操作
操作中	若受伤的肢体伤口出现搏动性出血时（动脉出血），立即抬高受伤肢体 2~3min，在出血部位的近心端皮肤上垫敷料、棉花，用橡皮止血带在肢体出血部位的近心端上约 6cm 处环绕结扎（大腿或上臂应扎在上 1/3 处）	若为静脉出血，应将受伤肢体放低，在受伤部位的远心端同法止血带结扎
	测量远端的动脉是否有无搏动，远端的动脉无搏动、肢体末端皮肤苍白，说明松紧适宜，止血有效	若为静脉出血，结扎后检查伤口近心端的静脉，如果近心端静脉血管无血液流动、瘪陷，说明止血有效
操作后	报告老年人外伤发生的时间、引起外伤的原因、伤口部位皮肤状况、伤口的位置、深度、面积、出血量、程度	报告要全面、真实、准确、迅速
	将老年人安置舒适体位，在伤口部位标记使用止血带的日期及时间，受伤处盖好被子保暖	护理员沉着冷静，并及时安慰老年人
	配合医护人员，运送受伤老年人到医院救治	转送老年人的途中应有专人护送，并负责定时松解和上紧止血带。一般情况每隔 30~60min 放松一次，每次放松时间约 1~2min。放松时应该压迫伤口，以免出血过多

摔伤应急处理步骤见表 4-14。

表 4-14　摔伤应急处理实施

环　节	步　骤	要点说明
操作前	视严重程度，较重时及时呼救，拨打 120	
	携带用物到老年人身旁；安慰老年人，缓解其紧张、害怕情绪	
操作中	将受伤部位制动	限制受伤部位活动，以免损伤加重
	出血伤口及时止血，有条件者可用无菌纱布、三角巾或绷带进行包扎；没有条件的可用干净的布对伤口进行包扎。有异物刺入时切忌不要自行拔除，要保持异物与身体相对固定，送医院进行处理	若为非开放型的伤口，由于情况复杂，护理员不要自行或让老年人自己揉、捏、拉，应等急救医生赶到或到医院后让医务人员进行处理。 受伤初期如出现肿胀，可以用冰块或冷水进行冷敷，到恢复期以后，方可热敷
操作后	报告观察内容	报告要全面、真实、准确
	配合医护人员，运送受伤老年人到医院救治	

烫伤应急处理步骤见表 4-15。

表 4-15　烫伤应急处理实施

环　节	步　骤	要点说明
操作前	视严重程度，较重时及时呼救，拨打 120	
	携带用物到老年人身旁；安慰老年人，缓解其紧张、害怕情绪	指导老人配合操作
操作中	烫伤后应立即将烫伤部位浸于冷水中或用流动的自来水冲洗 30min。直至创面不感疼痛或疼痛显著减轻为止	面积较大或三度烫伤应立即转送医院救治
	烫伤创面用清洁的辅料包扎	保持创面的清洁，创面上禁忌涂油类或有色药物（如紫药水等），尽量不弄破水泡，防止感染；如果皮肤上的水泡已破或已剥脱，则要清洗伤口，然后用消毒凡士林纱布包扎好
操作后	报告老年人烫伤的情况	报告要全面、真实、准确
	配合医护人员，运送受伤老年人到医院救治	转送老年人的途中动作要轻、平稳，并注意保暖，头面部和重伤员注意保持呼吸道的通畅

3. 评价

（1）结构评价。充分、有效地运用了应有的护理资源，包括绷带、纱布、止血带、笔、棉花、毛巾等；同时也没有牵扯和浪费到其他多余的用物。操作要求较高，护理员自己即可完成，人力、物力调配合理。

（2）过程评价。通过沟通使老年人情绪稳定，消除了紧张恐惧心理，理解并愿意、主动配合操作；护理技术运用适当、完善、及时；整项护理任务按照护理程序规范实施。

（3）结果评价。通过应急处理，及时、有效地改善了症状，防止病情进一步发展，为后续治疗奠定了良好基础。

知识拓展

1. 老年人外伤出血、摔伤和烫伤的预防措施

（1）老年人外伤常为多因素作用的结果，护理的重点在于预防，树立预防为主的观念，可以较大程度上减少老年人意外伤害的发生。对外伤出血、摔伤可以采取一些预防措施。

① 因自身患有疾病而易于发生外伤、摔伤的老年人应根据自身病情采取不同的预防措施。如高血压、心率失常、低血糖者。护理员应帮助老年人掌握发病规律、积极治疗疾病，一旦出现不适应马上转为休息；对平衡功能不良的老年人应指导使用辅助行走的工具，如助行器。

② 日常生活中，老年人穿着应合适，不穿过长、过宽的衬衫、裤子，以防绊倒，走动时不穿拖鞋；避免从事重体力劳动和危险性活动，避免过度劳累；感知障碍的老人，应佩戴老花镜或助听器；坐便器两侧或前面应设有扶手。

③ 指导老年人进行运动锻炼，增强肌肉协调性、柔韧性、平衡能力及灵活性，减少外伤发生。运动锻炼应根据老年人年龄、活动能力选择，如散步、慢跑、太极拳、运动操等。

④ 去除居住环境中的危险因素，老年人房间应简洁，物品摆放整齐有序，尽量贴墙放置，地面防滑，通道宽敞、明亮等。

（2）对烫伤可以采取如下预防措施。

① 打开热锅盖时要小心，免被蒸汽烫伤。

② 避免直接拿取或运送盛满热水、汤的容器和刚煮热的食物或饮品；拿取

热器皿时，应用隔热手套或毛巾来隔热。

③ 使用热水袋取暖时，应先检查热水袋是否已经老化；装水时不要太满，装 70%左右热水后拧紧盖子，加上袋套，方可使用；不要将热水袋整夜置于被窝内，而应在睡前将被窝捂热，睡时取出。

④ 使用电热毯要注意产品质量。睡前打开，睡时关闭。

⑤ 沐浴时，要先放冷水，后加热水来调节水温，以免烫伤。

2. 创伤分类

创伤为机械因素加于人体所造成的组织或器官的破坏。依体表结构的完整性是否受到破坏，可将创伤分为开放性和闭合性两大类。

（1）开放性创伤包括擦伤、撕裂伤、切伤、砍伤、刺伤等。

（2）闭合性创伤包括挫伤、挤压伤、扭伤、震荡伤、关节脱位、闭合性骨折、闭合性内脏伤等。

护理新进展

随着对伤口愈合研究的不断深入，人们认识到使用敷料的目的不仅是为了覆盖创面，还要帮助伤口愈合，创造促进伤口愈合的最佳环境。于是，以生物材料、高分子材料、复合材料和人工合成材料等为原料合成的新型敷料得以迅速诞生，较有代表性的有透明薄膜类敷料、水胶体敷料、泡沫类（海绵类）敷料、银离子敷料、脂质水胶体敷料、水凝胶等。它们共同的特点是：为伤口提供湿性愈合环境，不会与创面粘连，促进创面愈合；维持适宜温度，促进肉芽组织生长；吸收渗液，保护周围皮肤；透气性好，隔菌抑菌，降低感染发生率；使用方便安全，无毒副作用等。 新型敷料的应用减轻了医护人员的工作强度。

实训演练

1. 知识型任务训练

训练题目如下。

（1）外伤出血止血法有哪些？

（2）伤口包扎有哪几类？应注意什么？

（3）如何指导老年人预防外伤出血、摔伤和烫伤的发生？

2. 技能型任务训练

训练举例如下。

护理员：李奶奶，您怎么了？

李奶奶：下床时不下心摔倒了，膝盖这里皮肤磕破了。怎么办啊？

护理员：您别急，李奶奶，我看看。

李奶奶：哦，好的。

（技能：护理员对伤口进行检查，判断伤情，流血性质，同时安慰老年人，缓解其不安情绪。）

（边操作边口述知识要点。）

护理员：李奶奶，我给您检查了一下，伤口不深，出血也不多，我给您简单处理一下。您先待在这个位置，不要随意活动。我准备一下。

李奶奶：哦。那得待多长时间呀？时间长了可不行，我想休息会儿。

（技能：护理员准备好所需物品。）

护理员：李奶奶，我准备好了，现在给您的伤口进行处理，您别紧张。

（技能：护理员对老人的伤口进行止血，然后包扎操作。）

（边操作边口述知识要点，尤其是操作中的注意点。）

护理员：李奶奶，您现在感觉怎么样了？伤口还疼吗？

李奶奶：好多了，伤口不怎么疼了。

护理员：接下来您要注意休息，尽量减少活动，让伤口慢慢长好。

李奶奶：好的。

护理员：李奶奶，如果您感觉伤口不适或疼痛加重要及时告诉我，再给您做进一步的治疗。

李奶奶：好的。老了腿脚不灵便了，看来好了以后要更加注意安全了。

护理员：是呀，奶奶，到了您这个年纪啊是容易发生跌伤等一些外伤，不过要是做好防护工作可以大大降低外伤发生率呢。我给您介绍一下怎样做好日常预防吧。

（技能：给老年人做好老年人外伤预防的知识健康宣教。）

李奶奶：真是收获不少呀，这么多知识我真怕忘了。

护理员：那这样好不好，奶奶，我给您制作了一个知识宣传卡片，您什么时候想看了，或忘记的时候随时都可以拿来看看，好吗？

李奶奶：太好了，谢谢你呀，你真是个有心人！

护理员：不客气奶奶，这是我应该做的，您先休息，我就不打扰您了。有事您就叫我，再见！

能力测评

项　　目	评价标准	练习评价			改进措施
		个人	小组	教师	
知识学习（25分）	说出外伤出血的处理方法（5分） 说出老年人摔伤的处理方法（5分） 说出老年人烫伤的急救原则（5分） 说出老年人外伤出血、摔伤及烫伤的预防措施（10分） 回答熟练、全面、正确				
技能要求（42分）	能根据外伤出血情况判断损伤血管并提供相应止血措施（5分） 能在通知120到来后正确报告老年人外伤发生的时间、引起外伤的原因、伤口部位皮肤状况，伤口的位置、深度、面积、出血量、程度和性质（10分） 能在转送外伤出血老年人途中定时松解止血带（5分） 能对摔伤的老年人进行紧急处理（6分） 能运用冷疗法对烫伤的老年人进行紧急处理（6分） 能对烫伤的创面进行包扎处理（6分） 能配合医护人员安全转运外伤老年人（4分） 操作要娴熟、正确、到位				
职业态度（33分）	秉持以人为本的原则（10分） 对老年人应抱有同情心、爱心（5分） 展现良好的仪表仪态，穿戴整齐（5分） 与家属能够良好沟通，使之对老年人伤情有整体认识（8分） 用适当的语言和动作安抚老年人不稳定情绪（5分）				
总分（100分）					

子任务 5　为跌倒骨折的老年人初步急救

学习目标

知识目标	知道跌倒骨折老年人的易发人群、原因及预防措施
能力目标	对因跌倒而骨折的老年人进行正确的固定、搬运和应急救护，减轻老年人的痛苦
态度目标	态度认真严谨细心，具有爱伤观念

情 景 导 入

刘爷爷，65 岁，外出活动时跌倒并导致桡骨骨折，拨打 120 之后，现要求护理员对其进行初步急救。

问 题 讨 论

1. 什么是跌倒和骨折？老年人跌倒骨折的原因是什么？

2. 跌倒骨折的老年人的初步急救措施及注意事项？

3. 怎样更好地预防老年人跌倒？

方 法 指 导

按照护理程序科学完成此次任务，在完成的过程中评估要全面仔细，尤其是老年人的身体状况及肢体形态；避免随意搬动老年人，迅速固定患处；操作时动作轻稳，注意避免其他并发症的产生，操作后全面评价整个护理过程，达到急救目的。

知 识 学 习

1. 容易跌倒的老人特征

年龄超过 65 岁；乏人照顾的病患；曾有跌倒病史；肢体功能障碍、步态不稳；贫血或体位性低血压；服用影响意识和活动的药物；营养不良、虚弱、头晕；意识障碍；睡眠障碍的老年人。

2. 老年人易发跌倒的因素

（1）生理因素。姿势摆动幅度过大；视敏度减弱、对暗适应减弱、周围视力下降；神志模糊、判断力下降、肌力和张力下降。

（2）病理因素。心脑血管疾病，如椎基底动脉供血不足、高血压等；神经系统疾病，如帕金森病、老年痴呆症、癫痫等；感官系统疾病，如白内障、青光眼等；骨关节疾病，如骨质疏松症、类风湿性关节炎等；其他因素，如身体虚弱、贫血等。

（3）药物因素。由于老年人对药物敏感性和耐受性的改变，服用部分药物时，神志、精神、视觉、血压、步态和平衡功能易受到影响，而发生跌倒。

（4）心理因素。不愿麻烦他人；认知障碍；不服老；焦虑、抑郁、恐惧。

（5）环境因素。潜在的危险在于照明光线太暗、地板潮湿或打蜡、座椅摇晃不稳定、地毯不平整、家具阻塞通道、浴盆打滑、吊柜架子太高、楼梯陡直或没扶手、标识不清等。

（6）与老年人活动状态有关的因素。行走；变换体位；从事重体力劳动；较大危险性活动，如爬梯子、骑车等。

（7）其他因素。饮酒、糖尿病、营养不良等增加跌倒的风险。

3. 骨折的临床表现

骨的完整性或连续性遭到破坏被称为骨折，最常见的是四肢骨折。临床上，老年人骨折表现见表4-16。

表4-16　骨折的临床表现

表现分类	内　　容
局部表现	畸形：骨折段移位可使患肢外形发生改变，主要表现为缩短 异常活动：正常情况下肢体不能活动的部位，骨折后出现不正常的活动 骨擦音或骨擦感：骨折后，两骨折端相互摩擦时，可产生骨擦音或骨擦感
全身表现	休克：对于多发性骨折、骨盆骨折、股骨骨折、脊柱骨折及严重的开放性骨折，老年人常因广泛的软组织损伤、大量出血、剧烈疼痛或并发内脏损伤等而引起休克 发热：骨折处有大量内出血，血肿吸收时，体温略有升高，但一般不超过38℃，开放性骨折体温升高时，应考虑感染的可能

4. 对骨折老人进行初步急救时的注意事项

（1）迅速使用夹板固定患处，固定方法可以用木板附在患肢一侧，在木板和肢体之间垫上棉花或毛巾等松软物品，再用带子绑好，松紧要适度。木板要长出骨折部位上下两个关节。如果家中没有木板可用树枝、擀面杖、雨伞、报纸卷等物品代替。

（2）如果出血较多，可用消毒纱布或干净毛巾压迫，在纱布外面再用夹板压迫止血，然后送医院抢救。

（3）对腰部骨折的老年人，千万不能搀扶，卧硬板床搬运，应 2~3 人同时滚动翻身，防止引起下肢瘫痪。

（4）在确认没有腰部损伤时才可搬动老年人，一人托头、胸部，一人托腰、臀部，一人托腿、脚，动作宜缓慢平稳。

5. 固定术中常用的固定材料

固定是与止血、包扎同样重要的基本的救护技术。固定术不仅可以固定骨折，防止因骨折断端移位而造成其他严重损伤，还能对关节脱位、软组织的挫裂伤起到固定、止痛的效果。

在固定术中，常用的固定材料及用法见表 4-17。

表 4-17　常用的固定材料及用法

材料种类	用　　法
木制夹板	最常用的固定材料。有各种长短不同的规格以适合不同部位的需要
塑料夹板	事先用热水浸泡软化，塑形后托住受伤部位包扎，冷却后塑料夹板变硬而起到固定作用
颈托	专门用于固定颈椎，颈椎外伤后，怀疑颈椎骨折或脱位时必须用颈托固定。紧急情况下，可就地取材，用硬纸板、衣物等制成颈托而起到临时固定的作用
充气夹板	为一种筒状双层塑料膜，使用时将塑料膜套在需要固定的肢体外，摆好肢体的功能位，下肢伸直，上肢屈曲，再向进气阀吹气，充气后立刻变硬而达到固定的目的

6. 固定术中的注意事项

（1）怀疑脊椎骨折、大腿或小腿骨折，应就地固定，切忌随便移动老年人。

（2）固定应力求稳定牢固，固定材料的长度应超过固定两端的上下两个关节。

（3）夹板和代替夹板的器材不要直接接触皮肤，应先用棉花、碎布、毛巾等软物垫在夹板与皮肤之间，尤其在肢体弯曲处等间隙较大的地方，要适当加厚垫衬。

操作步骤

1. 准备

（1）老年人应保持合适的体位，护理员应安慰鼓励老年人，稳定老年人的情绪，尽量能积极配合。

（2）护理员应了解老年人的身体状况。

① 明确跌倒的原因、跌倒骨折后老年人的体位、受伤部位和范围，检查有无伤口出血及其他合并损伤。

② 检查老年人是一处骨折还是多处骨折。已经明确有肢体畸形和异常活动，不可再做重复检查，以免加重损伤，检查时动作要轻柔。

③ 观察老年人全身情况（有无休克及颅脑损伤、胸腹脏器损伤，有无盆腔脏器损伤），若发现老年人呼吸困难、窒息、大出血等，应立即进行胸外按压和人工呼吸。

（3）护理员要着装整齐、洗手、戴口罩。

（4）操作环境要保持地面干燥，无其他障碍物，照明良好，适宜进行急救。

（5）准备好相应的固定器材，必要时备无菌纱布、止血带。

2. 实施

固定的具体实施步骤详见表 4-18。

表 4-18　固定实施

环　节	步　骤	要点说明
操作前	携带用物迅速到老年人身旁；安慰老年人，稳定其情绪	
操作中	将受伤部位制动	限制受伤部位活动，以免损伤加重
	固定受伤部位（表 4-19）	急救时的固定是暂时的，因此应力求简单、有效，不要求对骨折准确复位，开放性骨折有骨质外露者更不宜复位，应原位固定
操作后	及时呼救，拨打 120 急救电话，报告观察内容	报告要全面、真实、准确
	配合医护人员，运送受伤老年人到医院救治	

具体的固定方法详见表 4-19。

表 4-19 具体的固定方法

部　　位	方　　法
上臂的固定 （图 4-30）	（1）老年人手臂屈肘 90°，用两块夹板固定伤处，一块放在上臂内侧，另一块放在外侧，然后用绷带固定。 （2）如果只有一块夹板，则将夹板放在外侧加以固定。 （3）固定好后，用绷带或三角巾悬吊伤肢。 （4）如果没有夹板，可先用三角巾悬吊，再用三角巾把上臂固定在身体上
前臂的固定 （图 4-31）	（1）老年人手臂屈肘 90°，用两块夹板固定伤处，分别放在前臂内外侧，再用绷带缠绕固定。 （2）固定好后，用绷带或三角巾悬吊伤肢。 （3）如果没有夹板，可利用三角巾加以固定。三角巾上放杂志或书本，前臂置于书本上即可
大腿的固定	（1）将伤腿伸直，夹板长度上至腋窝，下过足跟，两块夹板分别放在大腿内外侧，再用绷带或三角巾固定。 （2）如无夹板，可利用另一未受伤的下肢进行固定
小腿的固定	（1）将伤腿伸直，夹板长度上过膝关节，下过足跟，两块夹板分别放在小腿内外侧，再用绷带或三角巾固定。 （2）如无夹板，可利用另一未受伤的下肢进行固定
脊椎的固定	在脊椎受伤后，容易导致骨折和脱位，如果不加固定就搬动，会加重损伤。搬运时，要由医务人员负责，并指挥协调现场人员 3 人以上实施。不要使脊柱受牵拉、挤压和扭曲的力量。 （1）颈部的固定：用颈托固定，或用硬纸板、衣物等做成颈托而起到临时固定的作用。 （2）胸腰部的固定：胸腰部用沙袋、衣物等物放至身体两旁，再用绷带固定在担架上，防止身体移动。若怀疑脊椎损伤，切忌扶老年人行走或躺在软担架上

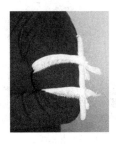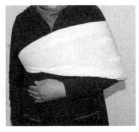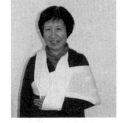

图 4-30 上臂的固定

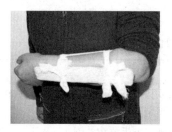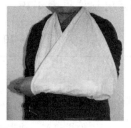

图 4-31　前臂的固定

3. 评价

（1）结构评价。充分、有效地运用了应有的护理资源，包括毛巾，止血带等，人力、物力调配合理。

（2）过程评价。通过沟通老年人理解并愿意、主动配合操作，满足了老年人的需求；护理技术运用适当、完善、及时；整项护理任务按照护理程序规范实施。

（3）结果评价。通过初步急救，老年人各项生命体征稳定，骨折处理恰当。

知 识 拓 展

以下简要介绍几种搬运受伤老年人的方法。

1. 背负法

多用于老人不能自行行走，救护员只有 1 人时。对于神志不清者，可采用交叉双臂紧握手腕的背负法；对于神志清醒的老年人可采用普通背负法（图 4-32）。

2. 抱持法

救护者一手抱其背部，一手托其大腿将老年人抱起，若老年人还有意识，可让其一手抱着救护者的颈部（图 4-33）。

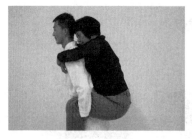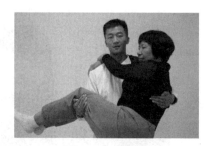

图 4-32　背负法　　　　　　　　图 4-33　抱持法

3. 拖拉法

如果伤者过重，1 人无法背负或抱持时，救护者可从后面抱住老年人将其拖出。也可用大毛巾将老年人包好，然后拉住毛巾的一角将老年人拖出。

4. 双人搬运之依托法

两名救护者面对面分别站在老年人的两侧，各伸出一只手放于老人的大腿之下并相握至紧，另一只手彼此交替搭在对方肩上，起支持伤者背部的作用。

5. 双人搬运之拉车法

两名救护者，一个站在老年人的头部两手伸于腋下，将其抱入怀中，另一人站在老年人的两腿之间，抱住双腿；两人步调一致地将老年人抬起运走。

6. 多人搬运法

（1）脊髓外伤老年人的搬运。对脊髓伤老年人应用木板或门板搬运，方法是先使老年人两下肢伸直，两上肢也伸直并放于身旁。木板放在老年人一侧，2~3人扶老年人躯干，使其形成一整体滚动至木板上，或 3 人用手臂同时将老年人平托至木板上。注意不要使老年人的躯干扭转，切忌使用搂抱，或一人抬头、一人抬足的方法；同时禁用凉椅、藤椅之类的工具运送老年人。

（2）颈椎外伤老年人的搬运。应由 4 人搬运，要有专人托扶其头颈部，沿纵轴方向略加牵引，并使头颈部随躯干一起滚动，或由老年人自己托住头部后再缓慢搬移。严禁随意强行搬动头部。老年人躺在木板上时应用沙袋或折好的衣物放在其颈部两侧加以固定。

（3）胸腰段脊柱损伤。可采用 3 人搬运法，即 3 人并排蹲在老年人的同侧，用手分别托住老年人的头、肩、腰部和臀部及并拢的双下肢，同时在保持平卧姿势下同步抬起，三人步调一致地向前行进；亦可由 2~3 人循老年人躯体的纵轴，轻轻就地滚转，将老年人移动到担架上或木板上，脊柱损伤处垫一小垫或衣服。

（4）合并截瘫的老年人。在运送截瘫老人时，木板上应铺一柔软的褥垫，老年人衣物里的坚硬物件应及时取出以防压伤；禁用热水袋及盐水瓶进行保暖以免发生烫伤。

护 理 新 进 展

跌倒是我国 65 岁以上老年人伤害、死亡的首要原因。发现老年人跌倒时应进行有效的处理。卫生部（现"国家卫生与计划生育委员会"）于 2011 年 9 月 6

日公布了《老年人跌倒干预技术指南》，为老年人跌倒后应急处理提供了有效的指导。

实训演练

1. 知识型任务训练

训练题目如下。

（1）什么是跌倒和骨折？

（2）骨折的病因及分类有哪些？

（3）老年人跌倒的原因有哪些？

（4）跌倒老人的易发人群都有哪几类？

（5）针对跌倒骨折老人进行初步急救时应了解老年人伤情的哪些方面？

（6）如何进行骨折的临时固定？

2. 技能型任务训练

训练举例如下。

护理员：刘爷爷，我是张云，您感觉怎么样？现在我先来看一下您的伤情，您有什么不适请及时告诉我，您能理解并配合我吗？

刘爷爷：理解，小张，我的手臂很痛，你帮我看一下。

护理员：那好刘爷爷，您别的地方痛不痛呢？

刘爷爷：别的地方都不痛，地太滑了，我就跌倒了，用手扶了一下就痛得不行了。

护理员：刘爷爷，您先别太担心，您的桡骨应该是骨折了，伤口没有出血，也没有其他合并伤，只有一处骨折，您先坐在凳子上休息一下。

刘爷爷：那就好啊，我担心会不会摔出其他毛病呢，我的手能不能动啊。

护理员：您尽量保持原位，不要活动，我去拿木板固定一下。

刘爷爷：好啊，那你快一点儿啊。

护理员：刘爷爷，您觉得疼痛还可以忍受吗？

刘爷爷：还可以忍受，没关系的。

护理员：好，我来帮您做一下简单的临时固定，到医院之后会再做其他处理的。

刘爷爷：好的，你弄吧，我配合你。

（技能：将木板固定于手腕和前臂上，用绷带绑紧，挂在老年人脖子上。）

（边操作边口述知识要点。）

护理员：刘爷爷，固定好了，您现在感觉怎么样？

刘爷爷：好一点儿了。

护理员：那么我扶您上救护车吧，到了医院医生会做进一步处理的，您不要担心。

刘爷爷：好的，我会听医生话的。

护理员：刘爷爷，您现在年龄大了，很多事情做起来不方便，我告诉您一些预防跌倒的知识好吗？避免再次发生这种状况。

刘爷爷：好的，我很有兴趣知道，你说吧。

（技能：给老年人讲解预防跌倒的注意事项及护理措施的知识健康宣教。）

护理员：刘爷爷，我给您制作了一个知识宣传卡片，您什么时候想看了，或忘记的时候随时都可以拿来看看，好吗？

刘爷爷：太好了，谢谢你呀小张，你真是个有心人。

护理员：不客气刘爷爷，这是我应该做的。

能 力 测 评

项　　目	评价标准	练习评价			改进措施
		个人	小组	教师	
知识学习（25分）	说出老年人跌倒的原因（5分） 说出老年人骨折的临床表现（5分） 说出对因跌倒而骨折的老年人进行初步急救时的注意事项（10分） 说出固定的注意事项（5分） 回答熟练、全面、正确				
技能要求（43分）	能根据老年人的身体状况判断外伤的程度（6分） 能在通知120到来后正确报告老年人外伤发生的体位、受伤部位和范围，有无伤口出血及其他合并损伤（10分） 能根据现场状况准备合适的固定材料（6分） 能针对老年人不同的骨折部位进行正确固定（10分）				

续表

项　目	评价标准	练习评价			改进措施
		个人	小组	教师	
	能对老年人进行防范跌倒的健康宣教，宣教方式多样、灵活（6分）				
	能配合医护人员安全转运外伤老年人（5分）				
	操作要娴熟、正确、到位				
职业态度（32分）	动作敏捷、判断迅速（10分）				
	有就地取材、就地抢救意识（5）				
	对老年人应抱有同情心、爱心（5分）				
	第一时间安抚老年人（5分）				
	与家属能够良好沟通，使其对老年人伤情有整体认识（7分）				
总分（100分）					

子任务6　为老年人实施心肺复苏术

学　习　目　标

知识目标	知道心搏骤停及心肺复苏术的概念
能力目标	会正确实施心肺复苏术
态度目标	态度认真严谨细心，具有安全意识

情　景　导　入

王爷爷，65岁，在公园晨练的过程中，突然倒地，现要求护理员立刻判断老人基本情况并及时实施心肺复苏术。

问　题　讨　论

1. 心搏骤停的概念，原因、分类及临床表现是什么？

2. 心肺复苏术的实施步骤有哪些？

3. 心肺复苏成功的标志是什么？

方法指导

按照护理程序科学完成此次任务，在完成的过程中评估要全面仔细、准确、快速，尤其在判断完毕后快速实施心肺复苏术，时间控制在 4~6min 以内；在此过程中要有爱伤观念，动作轻柔、准备到位；准确地判断复苏效果。

知识学习

1. 判断老年人意识

当发现老年人突然摔倒或无意识时，首先呼叫老年人（以确认老年人是否意识丧失，呼叫的同时查看老年人有无外伤）（图 4-34）。

若老年人无意识，应立即大声呼救来人帮助，并用手指从喉结处（气管正中部）向一侧滑动 2~3cm 至胸锁乳头肌前缘凹陷处，触摸一侧颈动脉，如图 4-35 所示，触摸时间为 5~10s（以确认老年人有无颈动脉的搏动）；同时判断呼吸。

立即将老年人仰卧在地上或床上。若老年人为俯卧位时，立即翻身平卧（图 4-36），如为软床应垫硬板于背部。取仰卧位去枕，头、颈、躯干在同一轴线上双手放于两侧，身体无扭曲。

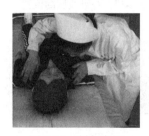

图 4-34　判断意识

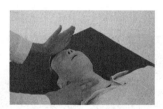 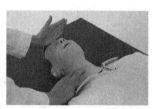

（a）找到喉结（气管正中部）　（b）滑动 2~3cm 至颈动脉

图 4-35　判断颈动脉方法

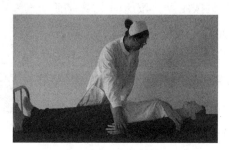

图 4-36　安置体位

2. 现场实施心肺复苏术

心肺复苏术是指当心跳、呼吸骤停和意识丧失等意外情况发生时，给予迅速而有效的人工呼吸与心脏按压使呼吸循环重建并积极保护大脑，最终使大脑智力完全恢复的手段。简单地说，通过胸外按压、口对口吹气使猝死的老年人恢复心跳、呼吸。近年来，心肺复苏术将焦点放在是否能恢复脑功能上，又称为心肺脑复苏。

基础生命支持（简称 BLS）又称现场急救或初期复苏处理，是指专业或非专业人员进行徒手抢救。包括三个主要步骤：开放气道；人工呼吸；胸外心脏按压。主要目标是向心、脑及全身重要脏器供氧，延长机体耐受临床死亡的时间。

第一步：建立人工循环（简称 C），即胸外心脏按压。

（1）胸外心脏的按压操作要领如下。

① 胸外按压的位置，位置为胸骨中下 1/3 处或乳头连线的中点处（图 4-37）。

② 定位方法：右手中、食指并拢，指尖沿右侧肋弓下缘上移至胸骨下切迹处（在两侧肋弓交点处），中指定位于胸骨下切迹（不含剑突），食指紧靠中指，左手的掌根紧靠右手食指，放于老年人胸骨上定位，右手叠加之上，手指锁住，交叉抬起，如图 4-38 所示。

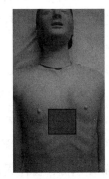

图 4-37 心脏按压的位置

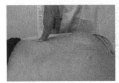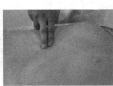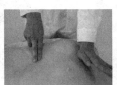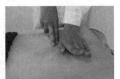

图 4-38 心脏按压定位的方法

③ 将掌跟置于胸骨按压点，按压时上半身前倾，腕、肘、肩关节伸直，以髋关节为支点，垂直向下用力，借助上半身的重力进行按压，两手手指翘起，离开胸膛，如图 4-39 所示。

（2）胸外心脏按压的注意事项如下。

① 确定老年人无意识，无咳嗽，无运动，无脉搏，开始胸外心脏按压。

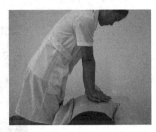

图 4-39 心脏按压的方法

② 按压姿势要正确。

③ 按压不宜过重、过猛，以免造成肋骨骨折；也不宜过轻，否则会导致效果不好。

④ 按压放松时手掌不要离开原部位。

⑤ 按压和放松所需时间相等。

⑥ 每次按压后必须完全解除压力，使胸壁回到正常位置。

⑦ 按压要有节律性，频率不可忽快忽慢。

⑧ 保持准确的按压位置。

⑨ 因抢救需要（如心内注射，做心电图），停止按压不要超过 15s。

⑩ 按压时，观察老年人反应及面色的改变。

第二步：开放气道（简称 A）。

对意识丧失者，下颌、颈和舌等肌肉无力，舌根后坠、会厌下坠，舌根和会厌塌向咽后壁阻塞气道，产生"阀门效应"。老年人吸气时气道呈负压，舌和会厌起关闭阀门样作用，呼吸道阻塞加重。因为舌肌附着于下颌骨，所以使舌肌肌肉紧张的动作（如：头后仰，下颌向前上方抬高）可使舌根部离开咽后壁，气道可获通畅。如果老年人心搏停止，肌张力已丧失，仅头后仰无法打开气道，需同时使下颌骨上提才能开放气道。

开放气道的方法有以下三种。

（1）仰头举颏法（图 4-40）。抢救者将一手掌小鱼际（小拇指侧）置于老年人前额，下压使其头部后仰，另一手的食指和中指置于靠近颏部的下颌骨下方，将颏部向前抬起，帮助头部后仰，气道开放。必要时拇指可轻牵下唇，使口微微张开。这是最常用的方法。

（2）仰头抬颈法（图 4-41）。老年人仰卧，抢救者一手抬起老年人颈部，另一手以小鱼际侧下压老年人前额，使其头后仰，气道开放。颈部有外伤者不宜采用仰头举颏法和仰头抬颈法，以避免进一步脊髓损伤。

（3）双手抬颌法（图 4-42）。老年人平卧，抢救者用双手从两侧抓紧老年人的双下颌并托起，使头后仰，下颌骨前移，即可打开气道。此法适用于颈部有外伤者，以下颌上提为主，不能将老年人头部后仰及左右转动。

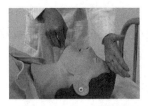
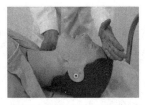
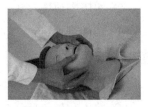

图 4-40　仰头举颏法　　　　图 4-41　仰头抬颈法　　　　图 4-42　双手抬颌法

在开放气道过程中，需要注意：食指和中指尖不要深压颏下软组织，以免阻塞气道；不能过度上举下颏，以免口腔闭合；头部后仰的角度是以下颌角与耳垂间连线与地面垂直为正确位置；口腔内有异物或呕吐物，应立即将其清除，但不可占用过多时间；开放气道要在 3~5s 内完成，而且在心肺复苏全过程中，自始至终要保持气道通畅。

第三步：人工呼吸（简称 B）。

人工呼吸是用于自主呼吸停止时的一种急救方法。通过徒手或机械装置使空气有节律地进入肺内，然后利用胸廓和肺组织的弹性回缩力使进入肺内的气体呼出。如此周而复始以代替自主呼吸。

人工呼吸时，主要采用口对口或（鼻）吹气法（表 4-20、图 4-43），若在医院，也可采用面罩法、简易呼吸器法、口对通气管法。

表 4-20　口对口或（鼻）吹气法知识点

方　　法	口对口或（鼻）吹气法，如图 4-43 所示
特点	此法操作简便容易掌握，而且气体的交换量大，接近或等于正常人呼吸的气体量，大约 700~1000mL
操作方法	老年人取仰卧位，即胸腹朝天；救护人站在其头部的一侧，自己深吸一口气，对着老年人的口（两嘴要对紧不要漏气）将气吹入，造成吸气. 为使空气不从鼻孔漏出，此时可用一手将其鼻孔捏住，然后救护人嘴离开，将捏住的鼻孔放开，以帮助呼气
注意要点	每分钟进行 10~12 次；如果老年人口腔有严重外伤或牙关紧闭时，可对其鼻孔吹气（必须堵住口）即为口对鼻吹气；救护人吹气力量的大小，依老年人的具体情况而定。一般以吹进气后，老人的胸廓稍微隆起为最合适；口对口之间，如果有纱布，则放一块叠二层厚的纱布，或一块一层的薄手帕。但注意，不要因此影响空气出入

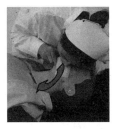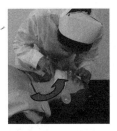

图 4-43　口对口人工呼吸

第四步：判断复苏效果。

判断的标准为：扪及大动脉搏动；肱动脉收缩压不低于 60mmHg；瞳孔缩小，对光发射存在；心电图恢复窦性心律；知觉、反射、自主呼吸恢复；缺氧情况得到改善，面色、口唇、甲床皮肤色泽转红，复苏成功，给予进一步的生命支持。

操 作 步 骤

1. 准备

（1）护理员应做好就地抢救的准备；判断老年人是否有意识、能否自主呼吸。

（2）在判断因不明原因倒地的老年人是否为心搏停止之前，首先要确认周围环境是否安全。因为现场救援的第一原则是首先保证救援人员的自身安全（尤其是对非专业人员而言）。

① 如果不明倒地事件发生在普通的路边或是家庭中，与灾害性事件无关，其周围环境通常还是较为安全的。

② 若是车祸等事件，就需要注意周围经过的车辆可能会对伤者和救援者造成伤害，若有必要甚至需要转移伤者以保证救援者的安全。

③ 若为灾害事件所致，如地震、海啸甚至瓦斯爆炸等事件，救援者则需依靠其实地感受、眼睛观察、耳朵听声、鼻子闻味等对异常情况作出判断，以避免在救援过程中遭受某些继发事件的威胁，以免不必要的伤害。

（3）进行复苏操作还需要硬板床或按压板、治疗车、治疗盘、人工呼吸膜（也可用纱布）、纱布（清除口腔异物）、弯盘、抢救记录卡（单）、笔、血压计、听诊器、手电筒、脚踏垫或脚踏凳（按需准备）、洗手液。

手电筒和血压计等用物必须定期检查维修、定时充电，随时保证性能良好，急救物品的完好率应达到 100%。

2. 实施

复苏操作的具体实施详见表 4-21。

表 4-21　复苏操作实施

环　　节	步　　骤	要点说明
操作前	携用物至床旁	动作迅速，争分夺秒
操作中	心脏按压	抢救者立于老年人右侧；解开衣领、腰带，暴露老年人胸腹部；按压部位：胸骨中下 1/3 交界处；按压方法：两手掌根部重叠，手指翘起不接触胸壁，上半身前倾，两臂伸直，垂直向下用力；按压幅度：胸骨下陷至少 5cm；按压频率：不少于 100 次/min（不超过 120 次/ min）
	开放气道	检查口腔，清除口腔异物；取出活动义齿；判断颈部有无损伤，根据不同情况采取合适方法开放气道
	人工呼吸	捏紧老人鼻孔；深吸一口气，用力吹气，直至老年人胸廓抬起；吹气毕，观察胸廓情况；连续 2 次；按压与人工呼吸之比为 30：2，连续 5 个循环
操作后	判断复苏效果	操作 5 个循环后，判断并报告复苏效果：颈动脉恢复搏动，平均动脉血压大于 60mmHg；自主呼吸恢复 瞳孔缩小，对光反射存在；面色、口唇、甲床和皮肤色泽转红
	整理记录	整理用物；六步洗手；记录复苏成功时间
	安置老人	安置老年人于合适的体位
	给予进一步的生命支持	根据病情给予进一步的生命支持，比如呼吸支持、循环支持和复苏用药等

知 识 拓 展

心搏骤停是指老人的心脏在正常或无重大病变的情况下，受到严重打击引起的心脏有效收缩和泵血功能突然停止。

1. 心搏骤停的临床表现

意识突然丧失或伴有短阵抽搐；脉压打不到，血压测不出；心音消失；呼吸断续，呈叹息样，后停止，多发生在心搏骤停后 30s 内；瞳孔散大；面色苍白兼有青紫；脑电图低平；心电图改变；出现痉挛性强直。

2. 心搏骤停时间对人体的影响

心跳停止 10~20s，老人意识丧失；20~40s，老年人呼吸停止；60s，老年人瞳孔散大；4~6min，脑细胞不可逆性死亡。因此，复苏开始时间对存活率的影响非常大，4min 内开始复苏，成活率 50%，4~6min 开始复苏，成活率为 10%，6min 以后开始，成活率仅为 4%，10min 以后开始复苏，老年人生还机会非常渺茫。

护理新进展

若老年人在养老机构或在临床治疗中突发心跳呼吸骤停，多采用简易呼吸器通气。简易呼吸器已成为院内抢救的重要工具。

1. 构造

简易呼吸器由面罩、单向阀、球体、氧气储气阀、氧气储气袋、氧气导管等组成，其中氧气储气阀及氧气储气袋必须与外接氧气组合，未接氧气时应将该两个组件取下。

2. 操作方法

（1）将老年人仰卧，去枕，头后仰。

（2）清除口腔与喉中义齿等任何可见的异物。

（3）插入口咽通气道，防止舌咬伤和舌后坠。

（4）抢救者应位于老年人头部的后方，将头部向后仰，并托牢下颌使其朝上，气道保持通畅。

（5）将面罩扣住口鼻，并用拇指和食指紧紧按住，其他的手指则紧按住下颌（又称"Ec"手法）（图 4-44）。

（6）用另外一只手挤压球体，将气体送入肺中，规律性地挤压球体提供足够的吸气/呼气时间（成人为 12~15 次/min，小孩为 14~20 次/min），也可以双人实施（图 4-45）。

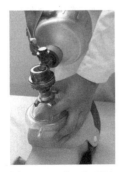

图 4-44 "Ec"手法

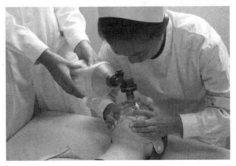

图 4-45 双人使用简易呼吸器

（7）抢救者应注意老年人是否有如下情形，以确认老人处于正常的换气。

① 注视老人胸部上升与下降（是否随着压缩球体而起伏）。

② 经由面罩透明部分观察老年人嘴唇与面部颜色的变化。

③ 经由透明盖，观察单向阀是否适当运用。

④ 在呼气当中，观察面罩内是否呈雾气状。

实训演练

1. 知识型任务训练

训练题目如下。

（1）开放气道的方法有哪些？

（2）胸外心脏按压的注意事项有哪些？

（3）心肺复苏的成功标志有哪些？

2. 技能型任务训练

训练举例如下。

护理员：发现老人晕倒，立即抢救。

（技能：轻拍、重唤老年人，判断意识，不超过5s。）

护理员：王奶奶，您怎么了，能听到我说话吗？

（老年人无反应，意识丧失，快速判断颈动脉，并心里默念时间，1001代表1秒）

护理员：1001，1002，……，1010，老年人颈动脉搏动消失。

护理员：快来人，抢救老人，准备抢救用物。

（技能：将老年人安置于硬板床，去枕仰卧，头、颈、肩在一条直线，双手位于身体两侧，身体无扭曲，松衣裤、解腰带，进行胸外心脏按压，快速定位。）

护理员："心脏按压定位，按压深度至少5cm，按压频率至少100次/min，01，02，03，……，30（共按压30次）。

（技能：判断颈部有无损伤。）

护理员：颈部无损伤，将头偏向一侧，清除口腔分泌物、鼻腔分泌物，取下活动义齿。

护理员：仰头抬颏法开放气道，口对口人工呼吸。

（技能：正确实施人工呼吸。）

（技能：5 个循环过后判断复苏效果，检查颈动脉、瞳孔、皮肤颜色，测量血压。）

护理员：老年人颈动脉搏动恢复、自主呼吸恢复，瞳孔缩小、对光放射存在，老年人面色、口唇、甲床、皮肤色泽转红，血压 90／60mmHg，心肺复苏成功。

（技能：安置老年人，安慰老年人。）

护理员：王奶奶，您醒了，我给您枕上枕头吧，这样您会舒服一些。

护理员：您不用担心，医生和护理员都会在您的身边。

能 力 测 评

项　　目	评价标准	练习评价			改进措施
		个人	小组	教师	
知识学习（23 分）	说出胸外心脏按压的注意事项（8 分） 说出人工呼吸的原理（3 分） 说出人工呼吸的注意事项（3 分） 说出开放气道的原理（3 分） 说出开放气道的注意事项（3 分） 说出心肺复苏的成功标志（3 分） 回答熟练、全面、正确				
技能要求（46 分）	能迅速判断老年人意识，判断不超时，做到轻拍重唤（5 分） 能正确找到颈动脉，判断不超时（5 分） 能用正确方法快速定位心脏按压的部位（5 分） 心脏按压频率、深度、次数、姿势正确（10 分） 能有效清理呼吸道，清除所有口鼻分泌物（6 分） 检查老年人颈部情况，并选合适的方法开放气道（6 分） 能正确实施人工呼吸，频率、次数合适，潮气量准确（4 分） 全面判断心肺复苏的效果，包括意识、肤色、循环等（5 分） 操作要娴熟、正确、到位				

续表

项　　目	评价标准	练习评价			改进措施
		个人	小组	教师	
职业态度（31）	争分夺秒，有时间观念（10分） 判断快速准确（5分） 抢救工作忙而不乱，有条不紊，头脑要清晰（5分） 有爱伤观念，不因抢救而粗暴操作（6分） 抢救成功，第一时间安慰老年人（5分）				
总分（100分）					

综合实训任务

王奶奶，80岁，住在养老院中，因患严重的心衰，身体每况愈下，护理员必须每天细致、全面地观察老年人的病情，及时了解老年人的病情变化，且最近老人痰液较多，自我咳痰能力较差，需要护理员为老年人及时吸痰，吸痰后及时吸氧，以保证呼吸道通畅。就在前几天，老年人下床外出活动时不小心摔倒导致骨折，护理员必须第一时间为老年人进行固定和搬运，同时要把一些常见的外伤处理方法向王奶奶和其他老年人进行健康宣教。

任务 5

老年人临终的护理

死亡是人生旅途的终点，也是生命过程的最后一个阶段，是生命的必然结果。作为护理员，在老年人行将到达人生终点的时刻，了解老年人的心理和生理反应，提供身心两方面恰当、正确的护理，提高临终老年人的生命质量；同时对临终老年人的家属给予安慰和指导，使其早日从悲伤中解脱。而遗体照料是对临终老年人实施护理的最后步骤。做好遗体照料工作不仅是对死者人格的尊重，而且是对死者家属心灵上的安慰，体现了人道主义精神和崇高的护理职业道德。

子任务 1   关怀临终老年人

学 习 目 标

知识目标	知道临终关怀的理念和意义 知道老年人临终时的身心变化
能力目标	会正确根据老人临终时不同时期的心理特点进行有效的护理关怀服务 会正确对临终老年人及家属提供精神抚慰
态度目标	尊重老人，理解老年人 充分认识到临终关怀是优质护理和整体护理的不可缺少的重要部分

情 景 导 入

陆爷爷，90 岁，随着年龄的增长，身体每况愈下，医生已经下了病危通知书，处于临终期。家人看在眼里、疼在心里，接下来由护理员为老年人进行临终关怀服务，让老人平静、安详地走完人生的最后阶段，同时注意对家属的精神抚慰。

问 题 讨 论

1. 临终关怀的理念是什么？

2. 临终老年人的心理特点是什么？

3. 如何根据老年人临终时的心理特点进行针对性的关怀服务？

4. 临终关怀时的主要肢体语言、安慰措施有哪些？

5. 如何安慰老年人的家属？

方法指导

按照护理程序科学完成此次任务，在完成的过程中评估要细心，特别是注意老年人临终时细微的心理变化；做好充分的心理准备，要理解老年人，尊重老年人；护理时多陪伴、多交流，尤其是注意肢体语言的安慰，同时观察和安慰老人家属；操作后全面评价整个护理过程，既要做好老年人的临终关怀和家属安慰，而且要保证合理、准确地运用心理护理、人际沟通和肢体语言的三重护理措施，也就是说要合理、高效、人性化服务。

知识学习

1. 临终关怀的基本知识

1）概念

临终关怀是对那些已经没有治愈希望的老年人在生命即将结束时所实施的一种积极的综合护理，是临终关怀的重要组成部分。其目的是尽最大努力减轻老年人痛苦，缓和其面对死亡的恐惧与不安，维护其尊严，提高尚存的生命质量，使老年人能够安宁、平静地度过人生最后旅程。

2）临终关怀的原则

（1）以护理照顾为主的原则。不以延长生命为目的，护理目标从治疗疾病为主转变为对症处理和护理照顾，提高老年人的舒适度。

（2）尊重生命的原则。护理员应维护并尊重老人的权利和尊严，尊重他们的信仰和习俗。在生命的最后阶段，个人尊严不应该因生命活力降低而被忽视，个人权利也不可以因身体衰竭而被剥夺。

（3）提高生存质量的原则。为临终老年人提供优质的临终服务，让其在临终的有限时间内感受关怀，满足需求，提高生存的质量。

（4）注重心理支持的原则。更加注重心理护理和社会支持，帮助老年人坦然地面对和接受现实。同时也要注意临终老年人家属的心理支持。

3）临终老人的生理变化

临终老年人身体各系统功能逐渐减退，感知觉和意识改变，听觉是老年人最后消失的感觉。此时老年人身体护理目标是老年人在临终期间生理需要得到基本满足，症状控制、病痛减轻，享有安详、平和、舒适的生活。主要措施是促进老年人舒适；增进食欲，加强营养；改善血液循环；改善呼吸功能，减轻疼痛等。

4）临终老人的心理变化

（1）否认期：对即将到来的死亡常常会感到震惊和否认，见表 5-1。

表 5-1　否认期老人表现

语言表现	"不，不是我，可能搞错了，不可能是真的"
心理与行为表现	心理：易产生猜疑或侥幸心理。 行为：四处求医，希望是误诊，无法听进对病情的任何说明与解释，否认自己病情严重，无法处理有关的问题或作出任何决定
	心理：部分老年人表现为紧张和恐惧。 行为：虽然表面上否认。但内心极度紧张、惶惶不安，密切关注医护人员的各项检查、各种眼神和动作

（2）愤怒期：当病情趋于加重，否认难以维持，老年人常会愤怒，见表 5-2。

表 5-2　愤怒期老人表现

语言表现	"为什么是我，老天太不公平"
心理与行为表现	心理：常表现出生气与激怒。 行为：事事处处不合心意，甚至将怒气转移到医护人员和家属身上
	心理：充满嫉妒与怨恨。 行为：拒绝治疗

（3）协议期。愤怒的心理消失后，老年人开始接受自己面临临终的现实，见表 5-3。

表 5-3　协议期老人表现

语言表现	"不错，看来是我，但是请让我好起来，我一定……"
心理与行为表现	心理：不再怨天尤人，希望奇迹出现。 行为：为延长生命，有些老年人认为许愿、祈祷或做善事能扭转死亡的命运
	心理：内在的罪恶感。 行为：有些老人则对过去所做的错事表示后悔，变得很和善，愿意努力配合治疗，以换取生命的延续

（4）忧郁期：当身体每况愈下，认识到治疗无望，协商无法阻止死亡来临，因而表现出明显的忧郁和深深的悲哀，见表5-4。

表5-4　忧郁期老人表现

语言表现	"是的，好吧，就是我"	
心理与行为表现	心理：情绪低落、压抑。	
	行为：变得沉默寡言，可能有哭泣等哀伤的反应	
	心理：体验到一种准备后事的悲哀。	
	行为：此时老年人很关心家人和自己的身后事宜，并急于作出安排. 愿意所爱的人守候在身边	
	心理：部分老人在此期存在强烈的孤独感。	
	行为：他们时常感到生存无望，前途一片暗淡，不愿见任何人，不愿他人交谈，甚至不愿和医护人员多说话	
	心理：忧心忡忡、焦虑不安。	
	行为：部分老年人考虑到家庭种种负担，如孩子尚未工作或尚未成家，年迈的双亲将缺人照管等	

⑤ 接受期。老年人此时已做好接受死亡降临的准备，见表5-5。

表5-5　接受期老人表现

语言表现	"好吧，既然是我，那就去面对吧，我已经准备好了"
心理与行为表现	心理：情绪平和、镇定。
	行为：精神和肉体均极度疲劳，常处于嗜睡状态，情感减退，对外界反应淡漠
	心理：已看不出恐惧、焦虑和悲哀。
	行为：内心平静、安详，喜欢独处，静等死亡的到来

2. 非语言性沟通技巧在临终关怀中的运用

1）端庄的仪表和稳重的举止

护理员的仪表形象会直接影响老年人对其的印象。老年人临终时，大都产生焦虑、恐惧心理，希望由资历深、技术高的医护人员提供服务，此时，护理员端庄的仪表、沉着稳重的举止可消除老年人的疑虑，能够在急、危、重症老年人面前采用娴熟的技术，表现出镇定、当机立断等非语言行为，无疑能取得老年人的信赖、默契与配合。

2）关注的目光和微笑的表情

临终老年人在感到孤独害怕时最需要安慰、交流和陪伴，此时护理员应给以亲切的微笑，使老年人获得慰藉。关注的目光也可消除老年人自卑的心理，使老人感受被重视，受到尊重。护理员可以坐（蹲）在老人的床边，投以关注的目光、微笑的表情，表示出对老年人的尊重，这样既可减轻老年人心理上的种种不安，又可增加信赖感，使老年人无戒备心理，容易接近。

3）适时、适地的抚摸

临终老年人，他们大多经历了否认、愤怒、协议、抑郁、接受等复杂心理，精神极度脆弱，此时实施非语言行为往往比语言更有效，护理员可握住老年人的手，耐心倾听对方诉说，适当地给老年人拉拉被子，理好蓬松的头发，通过皮肤的接触满足老人的心理需求，用无声的交流表现出对老年人的理解和爱，使他们有安全感、亲切感。

4）适时的沉默与投入的倾听

对于临终的老年人，在愤怒期时对治疗失去信心，变得狂躁，蛮不讲理，甚至责骂医护人员，拒绝治疗。这时，护理员不应对老年人产生厌烦情绪，最正确的做法是适时地沉默，同时耐心、投入地倾听，使其压抑的情感得到释放。老年人会感到护理员很能体会他（她）的心情，真心听取他（她）的想法，自己的愿望得到尊重。

3. 护理员自我心理调试的相关知识

1）护理员应具备的素质

（1）参与临终关怀的护理员必须有良好的素质、专业的护理水平和高尚的医德，以慈爱之心服务于临终老年人及其家属。不能因老年人快要死亡而疏远他们，轻视他们，更不能认为他们无抢救价值就不进行认真的治疗和护理。

（2）护理员要以正确的态度对待死亡。只有护理员自身建立正确的生死观，才能坦然地指导老年人面对死亡、接受死亡，珍视即将结束的生命的价值。

2）护理员自我心理调试

在照顾临终老年人时，护理员扮演着照顾者、心理咨询者、教育者、研究者等诸多的角色，在护理过程中，针对老年人出现的各种心理变化要给予充分的忍耐和宽容，并且学会陪伴和理解，此时护理员易出现情绪耗竭，以及低成就感和去人格化，此时护理员需要具备一定的心理学知识和沟通技巧，做好充分的心理准备，并且也要合理地宣泄自我情绪，学会自我调适，以便更好地照顾老年人。

操作步骤

1. 准备

1）老年人准备

应使老年人充分了解自身的病情。

2）护理员准备

（1）仪表端庄大方、举止稳重得体、态度和蔼可亲、精神饱满。

（2）分析老年人的病情和基本资料，了解老年人的心理特点。

（3）必要时列出要沟通的要点或问题纲要，预先考虑的交流方法和对策等。

（4）充分的心理准备，不急不躁，耐心关怀，理解老年人。

3）环境准备

（1）周围环境安全，无利器和障碍物，尤其在生命临终的愤怒期和忧郁期时，以免造成对老年人的身体伤害或公物损坏。

（2）温度适宜。环境温度过高或过低会使老年人感到烦躁和压抑，在临终的特殊时期更加影响老年人的情绪。

（3）环境安静。临终期老年人更需要一个安静的环境，各种影响护理的噪声源和隔音措施等及时评估，如开关门窗的声音、操作的声音、各种治疗仪器的声响、人员走动声响，与其他老年人沟通时的语音语调等。

（4）光线合适，尤其在进行沟通时，光线过暗不宜看清老年人的表情，会给老年人不安全感，光线过强，则使老年人感到刺眼、不舒适。

（5）护理的距离要合适，尤其在进行人际沟通时，若距离不合适会造成老年人或家属心理压力，影响沟通。

4）用物准备

对处于功能良好状态的用物进行评估。

（1）针对老年人的生理变化进行身体护理时，根据操作要求进行相关用物的评估和准备。

（2）对临终老年人进行心理护理和对家属进行护理时，都采用心理疏导的方式，一般无需特定的用物，若有需要如助听器、录音笔等，可根据用物特点全面评估其安全性、功能性。

2. 实施

临终老年人的护理重点在心理方面，同时也不能忽视对老年人家属的精神抚慰。

1）临终老人的心理护理

（1）否认期：护理员应知道"否认"是抵御严重精神创伤的一种自我保护。护理措施如下。

① 医护人员应言语一致，减少老年人怀疑、逃避的机会。

② 护理员应与老年人坦诚沟通，既不要揭穿老年人的防卫，也不要对老年人撒谎。

③ 要了解老年人对自己病情的认知程度，理解老人心情，耐心倾听老人诉说，维持他们的适度希望，缓解其心灵创痛。

④ 因势利导、循循善诱，使其逐步面对现实。

（2）愤怒期：护理员应把愤怒看做是一个健康的适应性反应，对老年人是有益的，而千万不能把老年人的攻击看做是针对某个人的并予以还击。

① 对老年人不礼貌的行为应忍让克制。

② 老年人发怒时要充分理解尊重他们的人格，护理上尽量做到仔细、动作轻柔，态度和蔼可亲得到老年人的谅解。

③ 必要时辅以药物稳定他们的情绪。

④ 做好老年人家属工作，共同给予老年人关爱、宽容和理解，使老年人家属能发泄自己的愤怒、宣泄感情。

（3）协议期：护理员应理解这个时期的心理反应，对老人是有益的。

① 应抓住时机主动关心老年人、鼓励老年人，积极引导，让老年人说出自己的内心感动和希望，尽量满足老年人的要求，减轻其压力。

② 引导老年人积极配合治疗护理，减轻痛苦控制症状。

③ 让老年人尽量地维持好体力接受治疗。

（4）忧郁期：忧郁和悲伤对临终老年人而言是正常的。

① 护理员应允许临终老年人用自己的方式表达悲哀，尽量安抚和帮助他们，允许家属陪伴，让老年人有更多的时间和亲人在一起。

② 护理员应尽量帮助老年人完成他们未竟的事宜。

③ 此期老年人有强烈的因孤独产生的关怀需要，虽然老年人有时会有独自静一静的想法，但不可误解老年人喜欢孤独，事实上是老年人担心自己害怕孤独造成家人情感上的负担与不舍。这种心理反应是家属和护理员在提供爱心的支持与关怀时应特别注意的地方。

④ 加强安全保护，以免老年人有自杀倾向。

（5）接受期：此期护理员应让老年人宁静安详地告别人世。

① 不应过多地打扰他们，不要勉强与之交谈，但要保持适度的陪伴和支持。

② 要尊重老年人的信仰，保证老年人临终前的生活质量。

③ 此期老年人很少提出要求，似乎在默默等待死亡的来临，但内心是很矛盾的，口头上说不需要帮助而在非语言行为上却希望得到安慰和支持。

④ 此时可通过一些语言和非语言行为传递关怀、安抚的信息，握握老人的手，传递一个同情的眼神，打个招呼，聊聊老年人较感兴趣的话题分散注意力，尽可能地满足老年人最后的心愿，以温情和友爱稳定情绪而使老年人得到心理满足和安慰，使其平静、安详地离开人世。

2）临终老年人家属的护理

（1）了解临终老年人家属的基本需求。临终老年人家属的七大需要：了解老年人病情、照顾等相关问题的发展；了解临终关怀医疗小组中哪些人会照顾老年人；参与老年人的日常照顾；老年人受到临终关怀医疗小组良好照顾；被关怀和支持；了解老年人死亡后的相关事宜；了解有关资源，包括经济补助、社会资源、义工团体等。

（2）满足家属照顾老年人的需要。适当为家属提供与老年人单独相处的时间和环境；安排家属同老年人的主管医生交流，使他们正确了解老年人的病情进展状况；与家属共同讨论老年人的身心变化和制订相应的护理计划；为家属提供有关的护理知识和方法，允许他们为老年人提供适当的护理，使其在照料亲人的过程中获得心理慰藉。

（3）鼓励家属表达感情。与家属积极沟通，建立良好的关系，取得家属的信任；倾听家属表达自己的感情，与家属会谈时提供安静、隐私的环境，鼓励家属说出内心的感受和遇到的困难；积极解释临终老年人的生理、心理变化的原因，减少家属的疑虑。

（4）指导家属对老年人的生活照料。护理员应指导、解释、示范有关的护理技术，使家属在照料亲人的过程中获得心理慰藉。

（5）协助维持家庭的完整性。劝说家属在老年人面前控制悲伤的情绪；协助家属在医院安排日常的家庭活动，如共进晚餐、看电视等，促进老年人的心理调试，保持家庭的完整性。

（6）协助解决家属的实际困难。对家属多关心、体贴，帮助其安排陪伴期间的生活，尽量解决实际困难；调动老年人的社会关系，如亲戚朋友、单位领导、同事等关心老年人家属，为家属分忧并解决他们的实际困难。

3. 评价

（1）结构评价。保证常规的临终老年人生理护理基础上，更加注重对临终老年人进行心理变化的全面分析，并给予了科学的临终关怀服务；同时加强了对临终老年人家属的全面抚慰。

（2）过程评价。在全面分析老年人的心理特点，有针对性地运用非语言沟通技巧、心理护理等多种工作方法；从情、义、道各方面关怀临终老年人家属。

（3）结果评价。老年人坦然面对死亡，平静、安详地离开世间，没有遗憾；老年人家属得到有效的安慰和照顾，理性面对老人的死亡。

知 识 拓 展

护理员对临终老年人进行心理护理时，需要与老年人进行有效沟通，必须注意沟通距离是否合适，人际沟通的距离包括亲密距离、个人距离、社交距离和公众距离等，见表 5-6。

表 5-6　人际沟通的距离

距离类型	距离值	距离特点	距离适用
亲密距离	小于 0.5m	一般只有感情非常亲密的双方会进入这一距离，在此距离上双方均可感受到对方的气味、呼吸、体温等，否则会造成"距离侵犯"	适时的抚摸和安慰时；在进行特殊护理时，如口腔护理、皮肤护理等操作时
个人距离	0.5~1.2m	此距离适用于亲朋好友之间的促膝长谈，说话温柔，可以感知大量的体语信息	这是护理员与老年人沟通的理想距离
社交距离	1.2~4m	这是正式社交和公务活动常用的距离	与老年人或家属进行相关病情告知和相关事宜交流时
公众距离	4m 以上	这是在较大公共场合所保持的距离。这些都有社会的标准或习俗，这时的沟通往往是单向的	此距离常用于对临终家属进行集体的相关知识的宣教

护理新进展

道业关怀（或灵性关怀）

目前对临终老年人的关怀，除了身体关怀、心理关怀外，还主张道业关怀（或称灵性关怀）。道业关怀主要是回顾人生、寻求生命意义或多半透过宗教学说及方式建立生命价值观，如永生、升天堂、去往西方极乐世界等。

任务训练

1. 知识型任务训练

训练题目如下。

（1）什么是临终关怀？

（2）临终老年人的心理变化特点都有哪些？

（3）临终老年人的心理护理措施都有哪些？

（4）对临终老年人进行心理护理时主要运用的肢体语言有哪些？

（5）临终老年人家属的护理要点有哪些？

2. 技能型任务训练

训练举例（老年人拿到病危通知书）如下。

李奶奶：不，不是我，可能搞错了，不可能是真的。

护理员：李奶奶，我更希望这张病危通知书不是您的，但是确已得到医生证实。

李奶奶：为什么是我，老天太不公平，我在这里很配合医生治疗，很听话，应该是能看好的呀，你们这是什么破医院呀，医生一点本事也没有，真没用。

（技能：耐心听，不急于反驳，理解老人，对老人不礼貌的行为应忍让克制。）

护理员：奶奶，您的心情我完全理解，您怎么说我们都行，但是别影响您的身体。

李奶奶：我不生气是不是病就不会恶化呢，就会好转了呢，是吧小张？

（老年人开始祈祷，并且愿意配合治疗，希望奇迹出现。）

护理员：不生气对您的身体绝对没坏处，您一定要积极配合治疗，您有什么事情可以及时和我们沟通，我会一直陪伴着您的。

（技能：引导老年人积极配合治疗护理，减轻痛苦、控制病情，让老年人尽量维持好体力接受治疗。）

李奶奶：小张，这段时间谢谢你了，一直尽心尽力地照顾我，我前段时间有什么过激的语言，别怨恨奶奶呀！

　　护理员：奶奶，您就把我当您的亲孙女，我也把您当成我的亲奶奶，我一定会好好照顾您的。

　　李奶奶：我也想明白了，既然是我，那就去面对吧，我已经准备好了。

　　（技能：拥抱老年人，适时抚摸老年人，给老年人以安慰和同情。）

　　李奶奶：小张。这会我想一个人待一会儿，你先出去好吗？

　　护理员：奶奶，那您有什么事一定按铃叫我，我就在外面。

　　（技能：给老年人独处的时间和空间，注意观察老人动向，以免出现意外。）

能 力 测 评

项　　目	考核标准	练习评价			改进措施
		个人	小组	教师	
知识学习（33分）	说出临终关怀的理念（8分） 说出临终关怀时常用的非语言沟通技巧（8分） 说出老年人临终时五个心理分期的特点、语言行为表现（12分） 说出人际沟通距离的种类和应用（5分） 回答熟练、全面、正确				
技能要求（42分）	能针对老年人每一期的心理变化，选取合适非语言沟通技巧安慰老年人（12分） 能针对老年人的心理变化，全面评估护理环境，做到安全、温情（10分） 能针对老年人每一期的心理变化掌握不同的护理要点和护理重点（8分） 能及时、有效地安慰临终老年人的家属（6分） 具有良好的心理调试能力（6分） 操作要娴熟、正确、到位				
职业态度（25分）	充分尊重临终老年人的权利和尊严（10分） 同情老人、理解老人（5分） 及时、随时关注临终老年人家属（5分） 用适当的语言动作安抚老年人不稳定情绪（5分）				
总分（100分）					

子任务2　照料老年人遗体

学 习 目 标

知识目标	知道濒死和死亡的概念 知道遗体护理的目的
能力目标	会正确为老年人遗体进行照料和护理 会正确为丧亲者提供精神支持
态度目标	尊重老年人遗体，体现崇高的人道主义精神 以唯物主义死亡观和严肃、认真的态度尽心尽力进行遗体护理

情 景 导 入

　　冯爷爷，90岁，肺癌晚期。老年人在接受了治疗性和姑息性治疗后，病情仍继续恶化，各种迹象显示老年人生命即将终结，处于临终期，护理员为其进行了全面的临终关怀服务。现在老年人平静地离开了人世；接下来由护理员为老年人进行遗体料理，并对家属进行安慰。

问 题 讨 论

　　1. 死亡的概念和标准是什么？

　　2. 死亡的过程机体发生怎样的变化？

　　3. 如何全面地进行遗体料理？

　　4. 如何对丧亲者进行抚慰？

方 法 指 导

　　按照护理程序科学完成此次任务，在完成的过程中实施要认真、全面，不能因是遗体就草草了事，同时还要注意传染病老年人的遗体护理要点；并照顾到家属的心情，也就是说要提供全方位的人性化服务。

知 识 学 习

1. 遗体照料的相关知识

1）遗体照料的目的

（1）使遗体清洁、姿势良好，以维持良好的外观。

（2）使遗体易于辨认；使家属得到安慰，减轻哀痛。

2）遗体照料的注意事项

（1）遗体护理应在死亡后尽快进行，以防僵硬。

（2）老年人死亡后若家属不在，应尽快通知家属来院探视。

（3）进行遗体护理前先用屏风遮挡，以维护死者的隐私权及避免影响其他老人的情绪。

（4）遗体识别卡放置要正确，便于识别。

（5）传染病老年人遗体按隔离原则进行护理。

（6）行遗体护理时，态度严肃、认真，尊重死者，满足家属合理要求。

2. 丧亲者护理的相关知识

1）丧亲者的悲伤

老年人去世后，丧亲者会有一系列悲伤反应，包括情绪与感觉方面、认知方面、心理感官方面、社会及行为反应等，丧亲者一般都会经历以下几个悲伤的历程。

（1）震惊与麻木。这是丧失亲人后的第一个反应，也是一种防卫机制，丧亲者可出现发呆几小时至几天不等。

（2）渴望与思念。意识到亲人确实死亡，痛苦、空虚、气愤情绪伴随而来，哭泣常是此期的特征，并伴有强烈的思念之情。渴望亲人奇迹般地复原，表现出对亲人遗物的珍爱，对其音容笑貌的思念，常常觉得亲人还在身边。

（3）颓废阶段。随着时间的流逝，丧亲者能理智地承认既成的事实，但同时由于亲人逝去而带来常规生活的改变，伴随着无所适从的感觉、孤独、颓废，对一切事物没有兴趣，对人生产生淡漠、空虚的感觉。

（4）恢复阶段。丧亲者认清亲人已逝，折磨已成过去，逐渐从颓废中解脱出来，家属带着悲痛的情绪着手处理死者后事，准备丧礼。

（5）释怀阶段。随着时间的流逝，家属能从悲哀中得到解脱，重新对新生活产生兴趣，将逝者永远怀念。

2）对丧亲者的护理措施

（1）做好遗体护理工作：体现对死者的尊重，对生者的抚慰。

（2）鼓励家属宣泄感情：死亡是老年人痛苦的结束，而丧亲者的情绪则是刚到达悲哀的高峰，必将影响其身心健康和生存质量，护理员应认真倾听其诉说，作出全面评估，针对不同心理反应阶段制定护理措施。

（3）心理疏导、精神支持：提供有关知识，安慰家属面对现实，使其意识到安排好未来的工作和生活是对亲人最好的悼念。

（4）尽力提供生活指导、建议：如经济问题、家庭组合，社会支持系统等，使丧亲者感受人世间的情谊。

（5）丧亲者随访：目前在国外，临终关怀机构通过信件、电话、访视对死者家属进行追踪随访。

操作步骤（遗体照料）

1. 准备

（1）老年人及家属准备。将老年人遗体的床铺简单整理，保证整洁安全；不可暴露老年人遗体，维护其隐私权，并安置自然体位；护理员劝慰家属节哀，使其暂离病室，家属不在现场的应尽快通知。

（2）护理员准备。了解老年人疾病基本情况，包括老年人的诊断、治疗、抢救过程、死亡原因和时间；了解老年人遗体基本状况，包括遗体的清洁度、有无伤口、引流管等；了解其他情况：老年人的遗愿、民族及宗教信仰等；了解丧亲者的心理状况；着装整齐、洗手、戴口罩、必要时穿隔离衣。

（3）环境准备。尽量安排单独房间，或床旁拉围帘，必要时准备屏风；光线明亮，便于操作；让室内人员保持安静、禁止谈笑，关闭所有音响，如电视、手机等。

（4）用物准备。大床单、衣裤、尸单、遗体识别卡3张、弯钳、不脱脂棉适量、剪刀、梳子、绷带、大头针。有伤口者备清洁敷料、胶布；按需要备擦洗用具，必要时备隔离衣和手套、尸袋。

2. 实施

遗体照料的具体实施步骤详见表5-7。

表5-7 遗体照料实施

环 节	步 骤	要点说明
操作前	填写遗体识别卡（图5-1），备齐用物至床旁；向家属解释并劝其离开，屏风遮挡；移开床旁桌、椅	物品准备齐全，减少多次进出房间引起家属的不安；维护老人隐私；腾出空间，便于操作

续表

环　节	步　　骤	要点说明
操作中	撤掉用物： （1）拔除各种导管，如输液管、氧气管、导尿管等 （2）撤除抢救时使用的其他用物 （3）松开罩单、毛毯、棉被、中单、大单，取下罩单置于污物袋中，毛毯、棉胎放于护理车上，留被套遮盖遗体	便于遗体护理，防止遗体受压引起皮肤损伤
	清洁遗体： （1）洗脸，有义齿者代为装上。闭合眼睑，不能闭合者可用按摩或湿敷的方法使其闭合，也可于上眼睑下垫少许棉花；闭合口腔，不能闭合者可轻揉其下颌或用绷带将下颌托起，在头上打结固定 （2）将遗体置于平卧位，头下垫一枕，撤去盖被 （3）用棉花填塞咽喉、鼻孔、耳道，注意棉花不外露。脱去衣裤，用棉花填塞肛门，如为女性老人需填塞阴道 （4）擦洗遗体，擦洗顺序为胸部→腹部→双上肢→背部→双下肢→会阴部 （5）更换伤口敷料，用松节油擦拭胶布痕迹，置入身体的导管在距身体 3cm 处剪断反折，用胶布固定 （6）穿上清洁衣裤，左手手腕系遗体鉴别卡一张 （7）梳理头发，保持仪容整洁	装上义齿，可避免脸部变形，使脸部稍显丰满，口眼闭合维持遗体外观，符合习俗，对家属也是心理安慰；遗体仰卧、垫枕，可防止面部淤血变色，防止液体外溢，如为传染病老人应用消毒液浸泡的棉花填塞孔道，有污迹处应擦洗干净
	包裹遗体： （1）取下被套，斜铺尸单于床上，分别用尸单的上下两角包住头和脚，用尸单的另外两角将遗体包裹严实 （2）包好尸单后，用绷带在胸部、腰部、踝部把遗体结扎牢固	包裹应严紧，传染病老年人的遗体用一次性裹尸单包裹，装入不透水的袋子中，并作传染性标记
	移送遗体： （1）在尸单上系别第 2 张遗体鉴别卡 （2）将遗体移至平车上，用大单盖好，交太平间工作人员推入太平间停尸屉存入，停尸屉外挂第 3 张遗体鉴别卡	

续表

环 节	步 骤	要点说明
操作后	终末处理： （1）撤除病床上的大单、枕套，消毒液擦拭病床、床旁桌、椅，取下床头牌，进行病室空气消毒 （2）洗手、记录	一般床栏、床旁桌、椅用消毒水擦净。床垫、棉胎、枕芯等用紫外线照射消毒或放太阳下暴晒 6h。室内多用紫外线进行消毒处理
	整理遗物： （1）遗物一般由两人清点，先将遗物整理分类，并清点记录，包括遗物的名称、数量，并签名 （2）钱财、遗嘱等贵重物品应由家属清理，家属不在须两人清点、记录，并暂时交与主管领导保管	老年人遗物清点应细致，避免遗漏；整理遗物交与老年人家属，由家属签字后领遗物；若为传染病老年人的遗物应单独放置，并按规定销毁

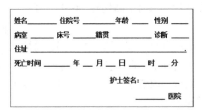

图 5-1　遗体识别卡

3. 评价

（1）结构评价。充分、有效地运用了应有的护理资源，包括大单、衣裤、尸单、遗体识别卡 3 张、弯盘、不脱脂棉适量、剪刀、梳子、绷带、大头针等；同时也没有牵扯和浪费到其他多余的用物。操作虽要求较高但不复杂，护理员自己即可完成，人力、物力调配合理。

（2）过程评价。态度严肃认真，充分尊重老年人遗体，体现崇高的人道主义精神；护理技术运用适当、完善、及时；整项护理任务按照护理程序规范实施。

（3）结果评价。对老年人遗体进行了精心料理，维持了良好的外观形象，老年人家属较满意。

知识拓展

1. 死亡标准

现代医学界将"脑死亡"作为判断死亡的依据，其诊断标准为：不可逆的深昏迷，对各种内外刺激均无反应；自发呼吸停止；脑干反射消失；脑电波消失。

2. 死亡的过程

死亡并不是生命的骤然结束,而是一个连续进展的过程,是一个从量变到质变的过程。医学将死亡分为濒死期、临床死亡期和生物学死亡期 3 个时期,生物学死亡期是死亡过程的最后阶段,此期遗体相继出现尸冷、尸斑、尸僵、遗体腐败等遗体现象见表 5-8。

表 5-8 遗体现象的分期

分 期	发生时间	遗体现象
尸冷	死亡后 24h 接近环境温度	尸体温度逐渐降低
尸斑	死亡后 2~4h 开始出现	尸体最低部位的皮肤由于坠积性充血而出现暗红色斑块或条纹
尸僵	死后 1~3h 出现在下颌部,4~6h 扩展到全身,12~16h 达到高峰,24h 后开始缓解	肌肉僵硬,关节固定
遗体腐败	死后 24h 先从右下腹出现,逐渐扩展到全腹、全身	表现有尸臭、尸绿

护理新进展

永生是人自古以来的梦想,"安乐死"和临终关怀是两种重要的临终处置方式,"安乐死"有"好的死亡"或"无痛苦的死亡"的含意,是一种给予患有不治之症的人以无痛楚或更严谨而言"尽其量减小痛楚地"致死的行为或措施。目前争议较大的是"安乐死",尤其是主动的"安乐死"。

"安乐死"一般用于在个别老年人出现了无法医治的长期显性病症,因病情到了晚期或不治之症,对老年人造成极大的负担,不愿再受病痛折磨而采取的结束生命的措施,经过医生和老年人双方同意后进行,为减轻痛苦而进行的提前死亡。

"安乐死"的类型有主动安乐死和被动安乐死:主动安乐死按老年人要求,主动为老年人结束生命,如通过注射方式;被动安乐死,是指按老年人意愿停止疗程,使其自然死亡。

实训演练

1. 知识型任务训练

训练题目如下。

(1)什么是死亡?

（2）死亡的过程分为哪几期？

（3）遗体料理的目的？

（4）遗体料理的方法和步骤？

（5）整理老人遗物应注意什么？

2. 技能型任务训练

训练举例如下。

护理员：王叔叔您好，王爷爷终因抢救无效，永远地离开了我们，请您节哀！

（家属眼眶泛红，继而泪如雨下。）

（技能：轻拍家属肩膀，同情和理解家属，允许家属宣泄悲伤的情绪，必要的时候给予拥抱，并认真倾听家属述说。）

护理员：我们都已经尽力，您也不要过度悲哀，王爷爷走的时候很安详，我想他老人家也是不愿意我们过多悲伤和痛苦吧！接下来我们会为王爷爷进行最后的遗体清洁，请您暂时离开病房可以吗？

丧亲者：嗯！

（技能：正确进行遗体料理，秉持人道主义。）

（家属一直未能平复心情，总在自我抱怨、自我责怪，没能让老年人活下来。）

（技能：护理员耐心倾听，适时抚慰。）

护理员：王叔叔，您不要太过自责了，您的孝心和关心我们都是看在眼里的，您做得非常好，只是爷爷他的病情太重，已到晚期，已经无力回天了。我们要面对现实，我们只有好好的工作和生活是才是对爷爷最好的悼念。

丧亲者：对，我们要好好的生活，我要让爸爸知道他不在的时候我们会好好地照顾自己，会好好生活，爸爸在天上看着我们呢，我们要好好的，让爸爸在天国放心！

（技能：定期随访，了解家属日后的生活状态，以便给予进一步的支持。）

能力测评

项　　目	考核标准	练习评价			改进措施
		个人	小组	教师	
知识学习（25分）	说出遗体料理的目的（6分） 说出遗体料理的注意事项（6分） 说出丧亲者的心理特点和护理措施（6分）				

项　目	考核标准	练习评价			改进措施
		个人	小组	教师	
知识学习（25分）	说出死亡的标准（5分） 说出死亡的分期（2分） 回答熟练、全面、正确				
技能要求（35分）	能正确填写遗体识别卡，并正确放置（5分） 能全面清除老人身体上的各种管道，避免造成二次损伤（5分） 能正确清洗老人颜面部（8分） 能全面擦洗老人身体，动作轻柔，擦洗到位，保证清洁（8分） 能对老人身体伤口进行敷料更换（3分） 能正确包裹和移送遗体（3分） 能正确进行病室的终末消毒（3分） 操作要娴熟、正确、到位				
职业态度（40分）	秉持人道主义精神（10分） 虽老人死亡，仍保有爱伤观念（10分） 展现良好的仪表仪态（7分） 与家属沟通有效（8分） 用肢体语言真心同情、安慰家属（5分）				
总分（100分）					

综合实训任务

王爷爷，88 岁，直肠癌晚期，身心极度痛苦，医生下了病危通知书。当王爷爷得知此消息后心里更是五味杂陈，经历了一系列的心理变化。此时作为护理员如何为王爷爷进行临终关怀？同时王爷爷的 3 个儿女也是心情沉重，情绪低落，护理员又如何对他们进行安慰？王爷爷经过一段治疗性和姑息性的治疗后，病情仍继续恶化，各种迹象显示老人生命即将终结，最后离开人世，家人极度悲痛。此时需要护理员对老人进行遗体料理，并对丧亲者进行合理的开导。

参 考 文 献

黄剑琴，彭嘉琳，2011. 老年人照护技术[M]. 北京：科学技术文献出版社.

姜安丽，2012. 新编护理学基础[M]. 2 版. 北京：人民卫生出版社.

李丹，2007. 护理员[M]. 北京：人民军医出版社.

李小寒，尚少梅，2012. 基础护理学[M]. 5 版. 北京：人民卫生出版社.

彭刚艺，刘雪琴，2013. 临床护理技术规范（基础篇）[M]. 2 版. 广州：广东科
  技出版社.

朴顺子，尚少梅，2011. 老年人实用护理技能手册[M]. 北京：北京大学医学出版社.

孙建萍，2010. 老年护理[M]. 北京：人民卫生出版社.

王芳，陈荣风，马锦萍，2012. 基础护理技术[M]. 武汉：华中科技大学出版社.

王惠珍，2014. 急危重症护理学[M]. 北京：人民卫生出版社.

吴红宇，王春霞，2012. 老年护理[M]. 北京：高等教育出版社.

熊云新，叶国英，2014. 外科护理学[M]. 北京：人民卫生出版社.

詹传东，金晓琴，2011. 养老护理员[M]. 杭州：浙江科学技术出版社.

张学军，2004. 皮肤性病学[M]. 北京：人民卫生出版社.

周春美，2010. 护理学基础[M]. 2 版. 上海：上海科学技术出版社.

周春美，张连辉，2014. 基础护理学[M]. 北京：人民卫生出版社.